BIBLIOTHÈQUE DE L'AGRICULTEUR PRATICIEN

DU TRAITEMENT

DES PORCS

AUX

DIFFÉRENTES ÉPOQUES DE L'ANNÉE

Naissance — Sevrage — Élevage — Engraissement — Abatage

EXTRAIT

DES MEILLEURS OUVRAGES ANGLAIS

ET TRADUIT PAR J. A. G.

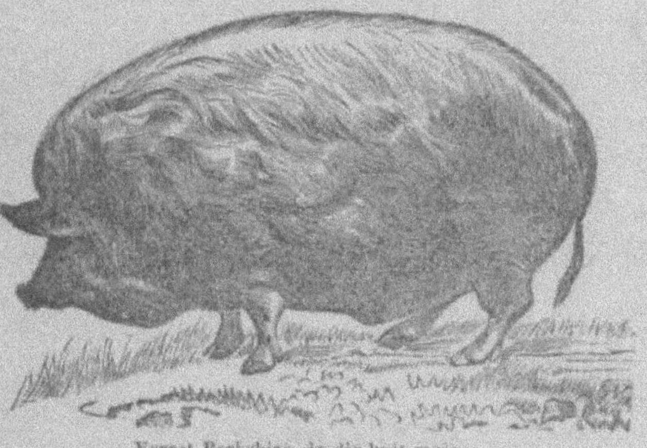

Verrat Berkshire de dix-huit mois.

PARIS

LIBRAIRIE CENTRALE D'AGRICULTURE ET DE JARDINAGE

QUAI DES GRANDS-AUGUSTINS, 41

1859

DU TRAITEMENT

DES PORCS

AUX

DIFFÉRENTES ÉPOQUES DE L'ANNÉE

Evreux, A. Hérissey, imp. — 159.

DU TRAITEMENT

DES PORCS

AUX

DIFFÉRENTES ÉPOQUES DE L'ANNÉE

Naissance — Sevrage — Élevage — Engraissement — Abattage

EXTRAIT

DES MEILLEURS OUVRAGES ANGLAIS

ET TRADUIT PAR J. A. G.

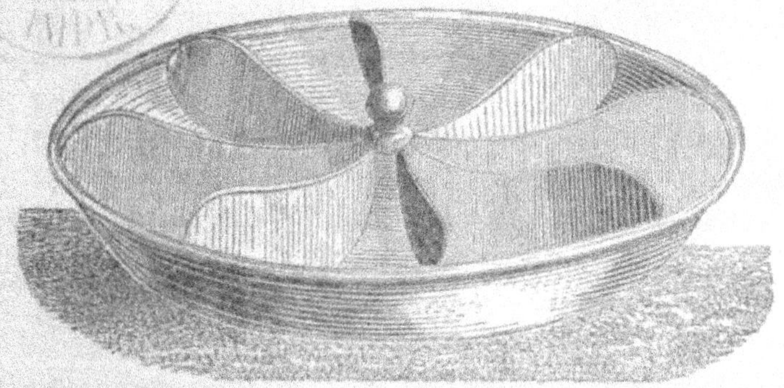

Auge à porcs, en fer fondu.

PARIS

LIBRAIRIE CENTRALE D'AGRICULTURE ET DE JARDINAGE

QUAI DES GRANDS-AUGUSTINS, 41

Auguste GOIN, Éditeur.

INTRODUCTION.

De toutes les races d'animaux de ferme, la race porcine est peut-être la plus profitable : sa rapidité d'accroissement et de multiplication, sa grande propension à engraisser sont des caractères bien connus de tout agriculteur. Le porc est l'animal qui donne le plus de viande nette ; et même tout ce qui n'est pas compris sous ce dernier nom est encore utilisé pour la nourriture de l'homme, à l'exception seulement des os et du contenu de l'intestin.

Aussi l'élevage du porc est-il de grande importance pour un pays, en jetant dans la consommation une quantité de viande suffisante pour empêcher un renchérissement excessif du bœuf et du mouton.

Les porcs, étant omnivores, utilisent dans les fermes, et même dans les ménages d'artisans, les restes de cuisines, de laiteries, de granges, etc.; ils vivent d'aliments végétaux refusés par tous les autres animaux, enfin de chair de cheval, etc.

Le choix d'une race précoce ou perfectionnée permet, non-seulement de mieux utiliser la nourriture, mais encore de produire rapidement, suivant les besoins du marché et à volonté, de jeunes ou de vieux animaux.

La manière de vivre des porcs et les soins qu'on leur donne ont aussi une grande influence, soit sur la conservation et le perfectionnement de la race, soit sur la qualité de la chair. Toutes ces questions diverses doivent donc être étudiées par l'éleveur. Nous avons pensé que, pour y réussir, il était convenable de puiser dans les ouvrages du pays où l'élevage du porc et le perfectionnement des races sont le plus avancés aujourd'hui, c'est-à-dire de l'Angleterre. En indiquant l'origine des races précoces anglaises qui commencent à s'introduire en France, grâce aux efforts de quelques agriculteurs éminents (1); en détaillant les soins donnés à leurs animaux par nos voisins d'outre-Manche, et en discutant les diverses méthodes d'engraissement, nous espérons être utile aux agriculteurs progressifs, dont le nombre s'accroît chaque jour.

(1) M. Bella, à Grignon (Seine-et-Oise), pour les races Berkshire, Hampshire; M. Allier, à Petit-Bourg (Evry, Seine-et-Oise), pour les belles races précoces New-Leicester, Coleshil, Berkshire, la grande race Yorkshire, les croisés anglais-français, etc., ec.

DU TRAITEMENT DES PORCS.

PREMIÈRE PARTIE.

DE LA RACE PORCINE ET DE SES VARIÉTÉS.

CHAPITRE PREMIER.

De la race porcine en général.

Cette classe d'animaux est devenue en Angleterre une des plus importantes pour le pays. Les habitants des îles Britanniques sont grands mangeurs de viande, et spécialement de chair de porc, sous toutes ses formes. La consommation de porc frais ou salé, de lard séché ou fumé, de jambons, etc., est immense, et donne chaque jour une plus grande importance au perfectionnement progressif des races, à leur élevage et à leur entretien en général.

Le perfectionnement de chaque race s'étend dans chaque comté, et s'est surtout manifesté depuis l'établissement de la Société royale agricole d'Angleterre.

La quantité de porcs nourris ces dernières années a été si grande qu'elle a maintenu le bas prix du bœuf et du mouton; et la qualité de porc obtenu si bonne, que cette viande a été préférée par les consommateurs aux autres viandes.

Le marché de Londres est actuellement fourni principalement de jeunes porcs d'un poids n'excédant pas 75 kilogrammes; un très-grand nombre d'un poids moindre y sont constamment envoyés, et même le poids de 75 kilogrammes est maintenant considéré comme trop élevé, de sorte que l'engraissement de grands porcs pour ce marché est, sinon tout à fait abandonné, du moins extrêmement restreint. En été ils sont presque invendables, et en hiver ils ne sont achetés que comme lard grossier. Dans les districts manufacturiers, où un sûr débouché était jadis obtenu pour les plus grands animaux, une préférence très-décidée est actuellement montrée pour les petits porcs, et une différence de 10 à 20 p. 100 dans les prix en est le résultat.

L'effet de ce changement a été l'adoption presque générale, comme une nécessité, de l'engraissement précoce de petits porcs; et, en fait, le plus grand nombre des jeunes sont engraissés et tués lorsqu'ils atteignent de cinq à six mois.

Dans les districts agricoles, les grands porcs sont encore demandés, et les fermiers sont par suite entraînés à garder des porcs de plus grande race et d'un âge plus avancé. Les jeunes porcs et surtout ceux de races très-précoces, du reste, ne sont pas aptes à être nourris au pâturage, dans les champs en jachère, etc., ce qui est une nécessité dans ces pays; les grands porcs peuvent aussi se nourrir d'aliments plus grossiers et moins nutritifs, et supportent mieux les vicissitudes des saisons : le froid en hiver, et le soleil en été. Dans cette spéculation, les porcs sont ordinairement gardés jusqu'à l'âge de dix-huit à vingt mois et sont alors engraissés.

Il est indispensable, pour le plein développement des ressources d'une ferme, d'ajouter un certain nombre de porcs aux autres espèces d'animaux d'élève. La race porcine, en effet, utilise un grand nombre d'aliments qui, sans elle, seraient perdus; tels sont les restes de la cuisine, du jardin, des granges; les nombreuses substances végétales refusées par les autres animaux, et que les porcs recherchent avec avidité.

Chaque établissement rural, quelque petit et limité qu'il soit, doit donc posséder une quantité de porcs correspondante à la quantité d'aliments et de substances qu'ils peuvent seuls utiliser. En Angleterre, chaque cottager, chaque travailleur rural, et la plupart des ouvriers, ont leur porc qui semble faire partie de leurs besoins domestiques. Les fermiers ont aussi beaucoup accru cette partie de leur production animale.

Au printemps de 1853, le prix du porc ayant considérablement augmenté, l'émulation des producteurs fut telle qu'au milieu de l'été ce haut prix avait non-seulement cessé; mais que le prix tomba de 20 cent. par kilogramme au-dessous du prix habituel. Cet exemple montre avec quelle facilité et quelle promptitude les races perfectionnées peuvent satis-

1.

faire aux besoins de la consommation. La fécondité
de la truie est étonnante, et la prompte *maturité* de
sa progéniture est sans exemple dans les autres animaux de ferme. Nourris très-jeunes, les porcs peuvent atteindre à de très-grands poids, et de nombreux et magnifiques spécimens, preuves de cette
assertion, sont montrés presque à chaque concours
agricole. L'exhibition la plus éclatante sous ce rapport est celle du club de Smithfield à Londres (à Noël).
Chaque année, on y voit de nombreux et admirables
échantillons de l'utile race porcine ; leur âge et leur
poids, scrupuleusement enregistrés et ne pouvant
être mis en doute, témoignent de l'étonnante aptitude de ces animaux à l'engraissement. Nous devons nommer en première ligne, en ce genre, la célèbre race de Colesbil, Berkshire. Elle possède toutes
les qualités requises pour atteindre la maturité la
plus profitable à un très-jeune âge, jointe à une
bonne proportion pour la production du lard. Les
animaux de cette race sont blancs, leur poil est rude
et clair-semé, les os petits en proportion de leur grandeur ; la tête petite et belle, la forme d'ensemble
très-bonne, étant carrée, compacte, large et proportionnée, quoique grande de corps ; leur promptitude à l'engraissement est presque impossible à éga-
ler. Cependant, comme il y a nombre d'autres races
d'un mérite égal, il serait injuste de désigner cette
seule race comme recommandable.

Nous donnons (*fig.* 1) le portrait d'un des porcs
ayant obtenu au concours de Smithfield de Noël 1853,

une prime de 250 fr. et les médailles d'or et d'argent : ces porcs étaient la propriété du prince Albert.

Pour compléter ce sujet, nous devons nous efforcer de faire comprendre l'importance incalculable pour le pays d'un bon choix et d'un bon élevage du porc, et quels sont les motifs ou encouragements qui peuvent mettre les éleveurs dans cette voie.

Il est certain qu'aucune race animale de ferme ne

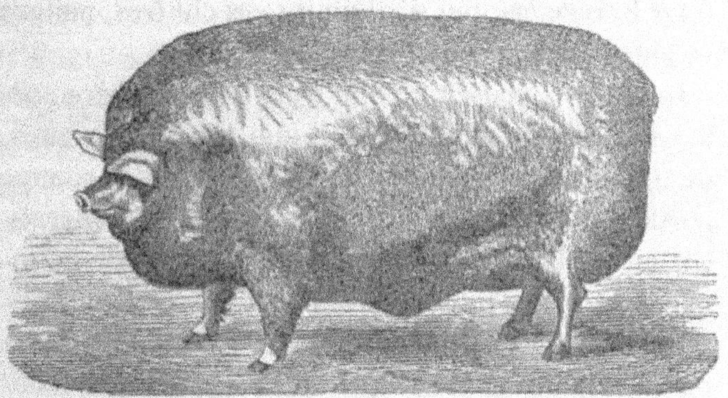

Fig. 1. — Porc gras, propriété du prince Albert, 1er prix.

peut donner une aussi grande quantité d'aliments pour la subsistance humaine, ni aussi promptement et avec une aussi faible dépense.

Le nombre des porcs actuellement élevés en Angleterre est énorme, et tend chaque année à s'accroître. M. Queen estimait le nombre des porcs vivants en Grande-Bretagne, en 1836, à 18,270,000, valant ensemble 456,750,000 fr. De ce nombre, une grande partie appartenait à l'Irlande.

Le nombre des porcs présentés pour la vente au marché de Smithfield à Londres a été de 30,125 en

1847, de 29, 596 en 1848, et 23,497 en 1849. Cette diminution en 1848 et 1849 vient sans doute de ce qu'en 1847, année de disette en Irlande, on a dû y sacrifier de nombreux troupeaux, vu l'incertitude de la culture de la pomme de terre. Malgré cette énorme quantité de porcs indigènes, l'Angleterre importait encore, en 1847, 1,242 têtes; en 1848, 2,119, et enfin 2,653 porcs en 1849.

La France est loin d'atteindre ces chiffres, malgré sa plus grande population.

On peut supposer qu'une truie a sa première portée à un an, et qu'elle en fait une tous les six mois, de six petits en moyenne; qu'elle est gardée comme portière jusqu'à l'âge de deux ans, puis bien engraissée, et qu'elle atteint à une moyenne de 200 kilogrammes à sa mort; que tous les porcs produits sont engraissés lorsqu'ils ont atteint un an et à un poids de 100 kilogrammes: cela étant admis, le calcul montre qu'à la fin de six ans d'élevage et d'engraissement on aurait :

612 porcs de 2 ans et 6 mois.

1,386 — de 2 ans.

3,159 — de 1 an et demi.

7,155 — d'une année.

16,281 — de 6 mois seulement.

36,936 cochons de lait.

—————

65,529

53,217

—————

118,746 au total, donnant 1,325,000 kilogrammes de porc, sans compter les 16,281 porcs de six mois et les 36,936 cochons de lait. Ou même on peut admettre, avec Youatt, qu'en une année deux truies bien choisies peuvent élever dix jeunes chacune, desquels nous supposerons que moitié sont femelles : alors la progression de la progéniture serait ainsi :

La 1re année, il y a, mâles et femelles...   20

De ce nombre, nous retranchons les mâles.............................   10

Il reste comme éleveuses..............   10

A la 2e année, nous pouvons, comme précédemment, supposer le même produit pour chaque truie...............   10

Ce qui donne une centaine d'individus, mâles et femelles...................   100

Qui laissent conséquemment comme portières pour la 3e année................   50

A dix jeunes chaque..................   10

Produisant.........................   500

Portières pour la 4e année............   250

A dix chaque.......................   10

   312,500

Produisant.........................   2,500

Mères pour la 5e année..............   1,250

A dix chaque.......................   12,500

Nourrices pour la 6e année............   6,250

A dix jeunes chaque.................   10

   62,500

Mères pour la 7e année..............	31,250
A dix chaque	10
	312,500

Nourrices pour la 8e année...........	156,250
A dix chaque......................	10
	1,562,500

Mères pour la 9e année..............	781,250
A dix chaque.....................	10
	7,812,500

Nourrices pour la 10e année	3,906,250
A dix chaque.....................	10
	39,062,500

Tel serait l'accroissement de la famille porcine. De plus, on pourrait, sans empêcher cette progression, manger ou vendre la première année 10 mâles; la seconde, 50; la troisième, 250; la quatrième, 1,250; puis 6,250; 31,250; 156,250, 781,250; 3,906,250; et enfin la dixième année, 19,531,250.

C'est peut-être un calcul un peu exagéré, mais il a l'avantage de montrer avec quelle rapidité les porcs soigneusement élevés propageraient leur espèce : si ces animaux n'atteignaient pas le chiffre précédent, au moins multiplieraient-ils à très-peu près suivant la loi précédente ; ce qui donne une idée de l'importance du perfectionnement apporté à l'élevage et

à l'entretien de la race porcine et l'intérêt d'un pays
à l'encourager.

CHAPITRE II.

Races anglaises.

La description complète de toutes les espèces ou
variétés et de leurs innombrables croisements de-
manderait trop de place: nous ne pouvons qu'indiquer quelques-unes des races les plus communes et
les causes variées de leur perfectionnement.

Il ne peut guère être mis en doute que nos nombreuses variétés de porcs proviennent du sanglier. Le
porc sauvage se trouve partout, ou presque sur tous
les points du globe. Dans l'Europe, il a toujours été
trouvé dans les forêts; il abonde en Asie et en Chine
spécialement; dans les îles et les archipels d'Asie.
Il a été observé dans de nombreuses parties de l'A-
frique et des îles adjacentes; mais, en Amérique et
dans la Nouvelle-Hollande, il n'y était pas originaire-
ment, et les porcs actuellement abondants dans ces
contrées proviennent d'une importation. Les Espa-
gnols introduisirent probablement le porc commun
en Amérique.

Le contraste entre les beaux spécimens de nos
races domestiques et le grossier animal des forêts
est une preuve frappante de ce que peuvent obtenir
la science et l'habileté de l'éleveur.

De la race Berkshire. — Elle est probablement la
plus connue et la plus estimée de toutes les races

britanniques; son perfectionnement a toujours été au moins aussi rapide que celui de toutes les autres races, s'il ne les a même dépassées: aussi a-t-il toujours conservé sa popularité. Le vieux porc du Berkshire est brièvement décrit par *Loudon* comme « étant en général couleur *tan*, blanche ou rougeâtre, tacheté de noir; larges oreilles pendant sur les yeux; corps épais, compacte et bien fait; jambes courtes, os petits, ayant une disposition à engraisser promptement; belle chair, s'il est bien nourri; pouvant atteindre à un grand poids et bon pour porc ou lard. » Les variétés perfectionnées sont, pour la plupart, soit entièrement noires, soit totalement blanches; leur proportions sont telles que l'on peut les désirer et leur aptitude à engraisser beaucoup plus grande que celle de la vieille race, particulièrement dans leur première croissance.

La race Coleshill, variété du Berkshire déjà décrit, est blanche.

Les Berkshire sont entièrement noirs et ont cependant le même mérite.

Il est probable que les variétés de Berkshire perfectionnées à robes noires proviennent d'un croisement napolitain, et que les blancs ont du sang de race chinoise. En tous cas, ces races sont d'excellentes acquisitions pour le pays.

Race d'Essex perfectionnée. — Cette race est en très-haute estime dans le public agricole et a été souvent mise en comparaison avec les Berkshire perfec-

tionnés, et avec assez de succès pour qu'il ne soit
guère possible de décider laquelle des deux races

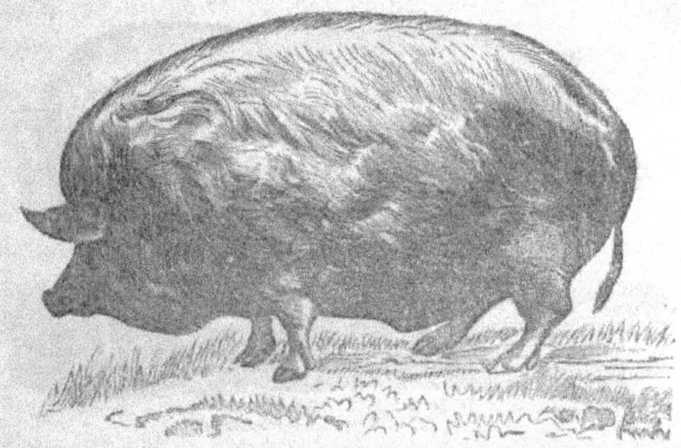

Fig. 2. — Verrat Berkshire de dix-huit mois.

mérite la palme : toutes deux sont d'excellentes variétés.

Le vieux porc d'Essex, d'où dérive la race perfectionnée du même nom, est ainsi décrit : « Oreilles
droites, avec longue tête pointue ; carcasse plate,
longue ; généralement haut sur jambes, os pas très-
gros, couleur blanche, ou noire et blanche, poil ras ;
avide et grand mangeur et d'une disposition in-
quiète. » Il est à supposer que les meilleures variétés
d'Essex perfectionnnées proviennent de croisements
du vieux porc d'Essex avec le noir napolitain ou le
blanc chinois ; croisements chaque jour améliorés
par de bons soins et un choix judicieux des reproducteurs.

La figure 3 représente une truie de la race dite de

lord Western, croisement amélioré du vieux Essex avec la race chinoise blanche.

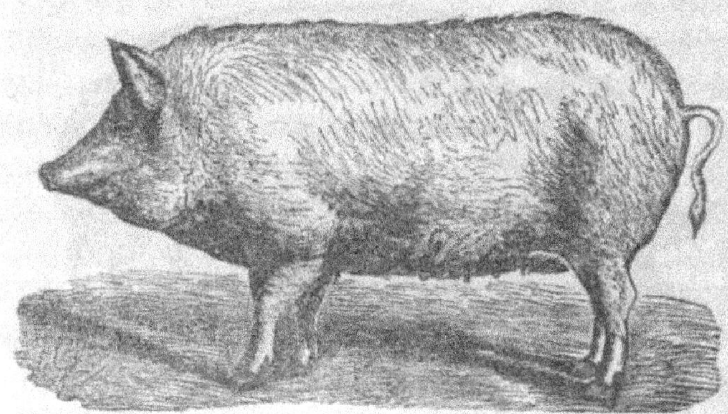

Fig. 3. — Truie Essex-chinois.

Race Lincolnshire améliorée. — Le comté de Lincoln a été longtemps renommé pour sa double variété de porcs : la grande race, ou porc des plateaux, et la petite, ou à oreilles pointées droit. La première abonde sur les plateaux du Lincolnshire, sur la plus grande partie du Yorskshire et les pays bordant le comté de Lincoln, au nord. La petite race se voit principalement au sud du Lincolnshire et dans quelques parties des comtés voisins.

Vieille race Lincolnshire ou porc d'York. — C'est une des plus grandes races du royaume et probablement du monde entier ; très-haute sur ses jambes et faible des reins ; très-longue de la tête à la queue ; d'une couleur ordinairement blanche, avec poil long, frisé et grossier, se nourrissant assez bien, mais donnant une chair molle, de qualité inférieure.

La grande race, ou porc des plateaux , a probablement subi de grands changements avant d'être la race améliorée et profitable actuelle ; le Yorkshire amélioré est bien formé de tout le corps : sa tête d'une bonne grandeur et de belle apparence, d'un abord doux et de contenance docile ; les oreilles tombantes, mais non trop grandes ; le dos large et très-légèrement courbé ; la croupe large et bien faite ; l'échine large ainsi que la queue ; les côtes ressortant ; des flancs profonds et une poitrine pleine ; robe blanche et le poil long, clair-semé. C'est un mauvais spécimen de porc, mais il croît très-vite, se nourrit bien, et atteint facilement, quand il est bien entretenu, de 127 à 158 kilogrammes à l'âge d'un an. La qualité de la viande est remarquablement bonne et renferme une bonne proportion de maigre.

Dans les pays avoisinant le Yorkshire, les nourrisseurs ont surtout poussé cette race en grandeur, non en qualité ni précocité.

Les spécimens exhibés dans les concours atteignaient une trop forte taille , et leur poids excédait celui d'un bœuf écossais de moyenne grandeur. Le goût actuel du public est décidément contre un pareil excès de grandeur : toutefois ils sont encore bien vendus.

La petite race Lincolnshire ou race à oreilles droites. —Cette singulière race s'étend sur beaucoup des terres moyennes du comté et est hautement prisée : elle est dite petite race relativement à la précédente ; mais, en fait, c'est une fausse qualification, surtout pour les plus beaux spécimens de cette variété, presque égaux en poids à ceux de la précédente.

Cette race, obtenue par une suite de choix judicieux, a un corps épais, compacte, à poitrine large, de belle forme quoique grand, et les éminentes qualités qui correspondent à ces formes : précocité, finesse de chair et petitesse des os. Les juges des concours sont fréquemment en peine de distinguer les deux races. La forme générale est le caractère commun, car la petite race dépasse parfois la grande en taille.

Races Norfolk et Suffolk. — Ces deux races ont quelques caractères distinctifs; mais la plupart des individus peuvent être compris dans une seule race. Les Suffolk sont peut-être plus petits et plus délicats, et leur conformation dénote une affinité plus proche avec la race blanche chinoise. « Ils sont plus courts et plus légers de formes que les Norfolk; mais, comme ces derniers, ils sont petits, courts, bas sur jambes, à oreilles droites : ces variétés inférieures ne servent que pour salaison, mais les deux races sont pour cet emploi en grande réputation sur le marché de Londres; la robe est blanche et le poil roide et droit; la peau est mince, leur croissance est lente, et ils ne peuvent atteindre un grand poids. » Comme les autres races, ils ont été notablement perfectionnés, spécialement en West-Norfolk et East-Suffolk.

Races Sussex et Kentish. — Les vieux porcs de

Kent sont hauts sur jambes et étroits du dos ; leurs oreilles sont moyennes ; leur poil court, épais ; la robe blanche. A leur plein, les adultes gras pèsent environ 114 kilogrammes.

Les vieux Sussex ont la robe noire et blanche, et sont d'une taille plus faible que les précédents, mais bien faits de corps ; leur poil est clair, beau et long ; les oreilles dressées, belles et de forme délicate, les os un peu gros, mais bien faits ; les faces longues et minces et la bouche petite ; croissant librement, ils atteignent à une bonne et prompte maturité et sont de belle qualité ; bien nourris et entièrement élevés, ils pèsent de 114 à 127 kilogrammes.

Les perfectionnements sont progressifs dans ces races, par leurs croisements avec celles du Lincolnshire et autres ; mais à juger par la moyenne des spécimen exhibés à Lews, en 1853, il est évident que les porcs Sussex et de Kent sont encore à l'arrière-garde du progrès.

Une variété de Sussex, ayant paru d'abord au village de Rudgewick, dont elle a pris le nom, doit être mentionnée ici. Les animaux de cette race ont de l'affinité avec les Sussex et les Surrey, et sont cités comme les plus grands porcs du royaume de Grande-Bretagne : ceci n'est pas tout à fait exact ; car, bien que ces porcs atteignent, à deux ans, à des poids doubles ou triples du poids ordinaire d'autres porcs de cet âge, ils sont au moins égalés sous ce rapport par les animaux de la race Cheshire, dont nous allons parler : ces deux races paraissent bonnes comme grands porcs à lard, par leur énorme poids.

Race Cheshire. — Les porcs de cette vieille race atteignent une taille gigantesque; ils sont remarquablement longs, très-hauts sur jambes, d'une charpente osseuse très-forte; la tête grosse et les oreilles longues et pendantes, le dos très-courbé et tranchant; les flancs plats et profonds, la robe blanche, bleue et blanche, ou noire et blanche.

Un auteur cite l'exemple suivant de l'énorme poids que peuvent atteindre les animaux de cette race. Un porc Cheshire, tué à Monday, le 24 janvier 1774, mesurait du nez au bout de la queue 2m942, et en hauteur 1m337 ; vivant, il pesait 639 kilogrammes 435, et tué 551 kilogrammes.

Race Hampshire. — C'est une grande race, mais moindre que les deux précédentes. Les porcs de

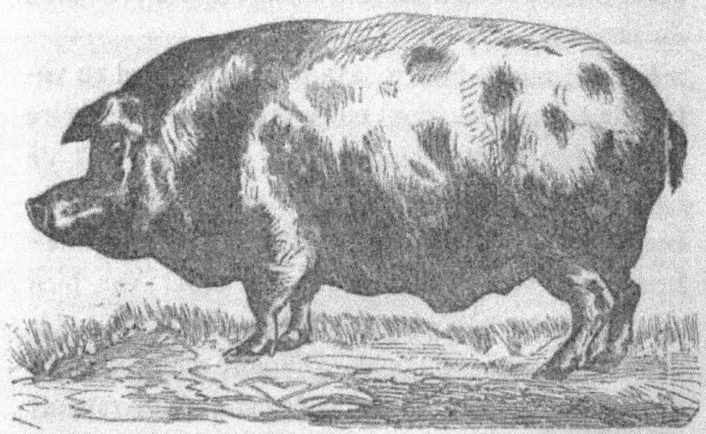

Fig. 4. — Porc Hampshire.

Hampshire sont plus longs et plus plats que les Berkshire ; ils sont le plus souvent blancs, tachetés ou noirs, les oreilles droites, la tête longue et pointue comme le vieux Essex. Ils atteignent un grand poids, mais sont loin d'être précoces à l'élevage.

La figure 4 représente un verrat Hampshire âgé de vingt mois (concours français).

Race Shropshire. — C'est encore une grande race très-semblable de corps et d'aspect général à la race Hampshire ; elle est inférieure aux Berkshire en épaisseur de corps et en précocité ou aptitude à l'engraissement. La couleur ordinaire est le blanc ou le blanc tacheté.

Race Gloucestershire. — Cette race se distingue par deux espèces de fanons ou breloques tombant de la gorge, ce qui est un bon signe ; elle est un peu plus grande que les deux dernières nommées, mais moins compacte en formes, étant en même temps plus longue et plus haute et plus mal formée. La couleur ordinaire est le blanc.

Race Hereford. — C'est une grande race, lourde en os et en chair, fort semblable comme caractères généraux aux trois races ci-dessus.

Race Wiltshire. — Le porc de cette race est décrit comme étant long de corps, creux autour des épaules, haut de croupe, les os ronds ; les oreilles moyennement pointées : porc de qualité inférieure et viande fort colorée.

Comme presque chaque comté de l'Angleterre prétend avoir une race distincte, nous pourrions encore choisir quelques autres variétés assez dignes d'attention; mais comme les perfectionnements des races sont à l'ordre du jour et très-rapides en Angleterre. les croisements entre bonnes races très-nombreux, les vieilles races auront bientôt disparu, *avec grand avantage pour le pays*. Nous ne poursuivrons donc pas plus loin l'énumération des races anglaises: nous dirons seulement quelques mots des races d'Irlande et d'Ecosse.

Race d'Irlande. — Le vieux porc irlandais est ordinairement très-grand et probablement le plus grand et le plus grossier des porcs; il est très-osseux et tardif; il n'est pas rare de voir de pauvres gens du pays rester deux ans pour engraisser un de ces porcs; ils sont très-longs, très-étroits de corps et mal formés; leurs oreilles sont longues et très-tombantes; le poil puissant et hérissé; la robe est blanche, ou noire et blanche et tachetée.

Cette race a été grandement perfectionnée depuis quelque temps, surtout par des croisements avec les Berkshire, les Suffolk améliorés et quelques autres bonnes races anglaises. Le bienfait pour l'Irlande a été surprenant, et le porc à lard irlandais ira prochainement de pair sur le marché du royaume-uni de la Grande-Bretagne avec la production moyenne de l'Angleterre.

Race écossaise. — Le vieux porc écossais parait avoir été de faible taille, gris ou grisâtre, à poil long, épais et fort ; habitué à vivre d'herbages et de racines, il produisait de bonne viande et engraissait facilement.

Cette race, comme toutes les précédentes, a été grandement améliorée par un bon élevage et l'introduction de races anglaises perfectionnées ; aussi les variétés sont-elles nombreuses. Les éleveurs se sont attachés, dans ces améliorations, à produire des animaux convenables pour les diverses localités : les fermes à lait préfèrent les grandes races, plus propres à donner du lard, et les fermiers ordinaires, les plus petites.

CHAPITRE III.

Races d'Asie.

Races asiatiques : Chinoise, Tonquin, Siam, Java. — Ces petites races sont très-précoces ; la chair en est délicate, et la couleur blanche est dominante ; le corps est très-épais, compacte et porté sur des jambes courtes et fines ; la tête est petite et bien formée ; le cou épais ; les oreilles petites, rabattues, mais fermes. Les animaux de ces races sont les plus beaux modèles de porcs, et, quoique de très-petit poids, bien proportionnés ; nulle viande n'est supérieure au *porc salé* qu'ils produisent, et comme porc frais ils ne peuvent être égalés en saveur et délicatesse. Ils ne sont estimés que pour cet emploi.

Race chinoise. — Elle comprend de nombreuses variétés, lesquelles sont distinguées par les particularités de couleur et de formes d'ensemble. La *chinoise blanche* a la peau et le poil absolument blancs; le caractère général de la race chinoise est une finesse très-remarquable de peau, le poil est clairement semé et forme d'assez belles *soies*. Le groin est large et la tête courte, les yeux brillants et pleins de feu, et les oreilles très-petites et bien dressées; larges joues; échine haute; immense cou, qui, lorsque l'animal est engraissé, ne peut plus, en vérité, être appelé un cou, mais participe de la carcasse générale, et forme une seule masse semblable à un sac gonflé de plumes, sans forme ou symétrie. Son ventre traîne presque à terre, tant ses jambes sont petites, et sa queue est courte.

Ces porcs se nourrissent très-facilement; ils se contentent de toute sorte d'aliments, et, en tous lieux et toutes situations, deviennent si gras qu'une très-petite partie du groin peut seule être considérée comme abatis inutile. La chair des porcs chinois est délicate et pas trop grasse lorsqu'ils sont nourris avec des aliments communs; mais s'ils reçoivent surtout des aliments farineux, le lard et la chair elle-même deviennent huileux et peu mangeables; leur peau fine se détache, se plisse, la graisse liquide la baignant en dessous. La grande qualité et tendance de cette race est, pour ainsi dire, d'accumuler et retenir la graisse des aliments, et son grand défaut est l'absence presque totale de maigre dans sa chair.

Lorsque les porcs chinois sont bien nourris, ils peuvent atteindre, à dix-huit mois, le poids de

89 kilogrammes, et à deux ans 144 kilogrammes. S'ils sont laissés en liberté complète, et non copieusement nourris, ce sont de bons porcs, soit pour rôtir, soit pour salaison ; ils sont réputés toujours bons à rôtir, mais l'absence de maigre dans la chair nous fait douter de leur convenance à cet effet. Les cochons de lait de cette race sont aussi généralement trop gras et ne donneraient pas une bonne spéculation ; car les truies, quoique très-prolifiques, sont mauvaises mères. Le croisement avec les races anglaises a eu le bon effet de leur donner une chair plus maigre.

La race chinoise a été divisée en sept variétés au moins. Nous ne ferons qu'énumérer quelques-unes des principales, car les caractères généraux indiqués ci-dessus sont communs à toutes ces variétés ; l'apparence générale est la même, les seules différences sont en couleur et en grandeur.

En premier lieu, *la race blanche à tête noire ou rousse*. Les oreilles sont plus développées, le front plus étroit que dans la précédente.

2° *La petite race blanche*. Elle est remarquablement petite, mais parfaite de forme et de qualité. Parkinson la décrit ainsi : « Ce sont des porcs en miniature ; leurs jambes ont de 5 à 6 centimètres de longueur ; les oreilles sont de la grandeur d'une feuille de pommier ; la longueur de la tête, du bout du groin au sommet, est de 15 centimètres ; la longueur du corps, du sommet du front à l'origine de la queue , est de

61 centimètres, et la hauteur totale 30 centimètres. Leur poids, lorsqu'ils ont atteint leur complet développement et sont engraissés, ne monte, à l'âge de deux ans, qu'à 38 kilogrammes.

3° *Petite variété noire*. De même forme que la précédente et aussi belle, mais quelque peu plus grande et plus lourde.

4° *Variété noire à faces chauves*. Assez semblable à la première, mais plus rustique, plus prolifique, plus précoce et atteignant à un plus grand poids que la race blanche.

5° *Grande variété noire*. C'est la plus grande des races chinoises; de belle forme et de bonne qualité, elle atteint, très-bien nourrie, au poids de 250 kilogrammes, poids extraordinaire pour ces petites races d'Asie.

6° *Variété noire et blanche*. Cette variété est assez mal faite; son caractère général dénote un manque de race; la chair est de qualité grossière, mais les mères sont bonnes nourrices et forment par cela même une espèce très-prolifique et profitable.

7° *Variété rousse, cuivrée ou bleue*. Les porcs de ces variétés sont de la plus grande taille des races chinoises; mais ils diffèrent peu des précédents, si ce n'est en couleur.

La race chinoise se rencontre non-seulement en Asie, mais en Afrique et dans les îles voisines, dans les îles océaniennes, l'Australie, la Polynésie, etc.

C'est surtout par le croisement avec ces petites

races que les Anglais ont amélioré leurs vieilles races,
qui tendent à disparaître.

CHAPITRE IV.

Races françaises.

Le nombre des porcs en France n'est guère que de
cinq millions, chiffre de beaucoup inférieur, propor-
tionnellement à la population, à celui que nous avons
indiqué pour la Grande-Bretage. L'amélioration si
nécessaire de nos races commence à peine. Les races
françaises de porcs sont, en général, grandes, minces
et de qualité grossière.

La race normande est haute sur jambes; le corps
est plat, la poitrine et le dos étroits, la tête forte, les
oreilles pendantes; elle s'engraisse difficilement et à

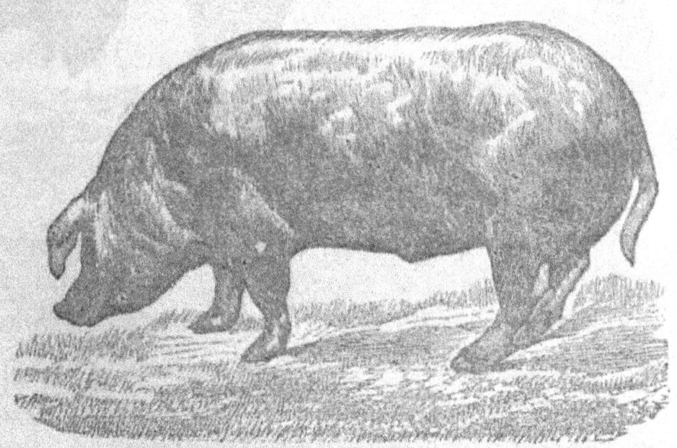

Fig. 5. — Verrat normand.

dix-huit mois seulement; à deux ans, elle atteint

2.

facilement 300 kilogrammes ; sa peau est roussâtre. Nous donnons ci-contre (*fig.* 5) le portrait d'un verrat de choix de cette race.

La race craonnaise. Le corps est long, compacte et cylindrique ; les jambes assez courtes, les oreilles pendantes ; plus précoce que la précédente, elle peut être engraissée à un an, et atteint, à deux ans, 250 kilogrammes.

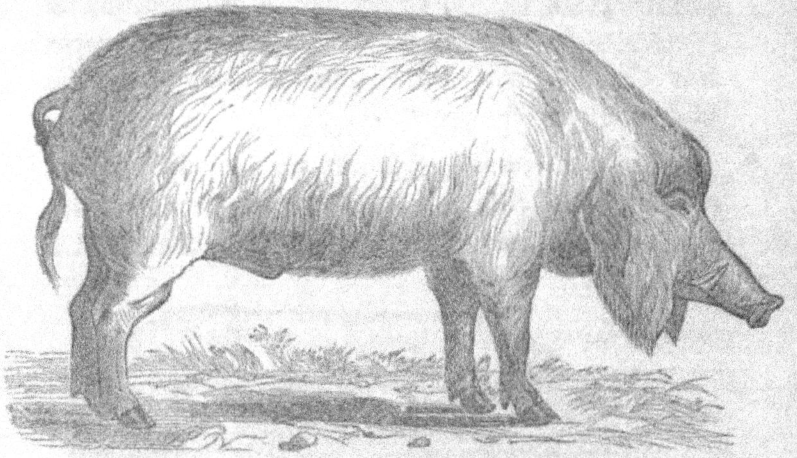

Fig. 6. — Verrat Craonnais.

La petite race craonnaise est plus basse sur jambes que la précédente et s'engraisse plus facilement ; la gorge est pendante : elle atteint facilement 150 kilogrammes à un an.

Races bretonne, de Champagne. Assez grandes, plates de corps et peu précoces, robes blanches.

Race périgourdine. Corps assez large, robe noire ; rustique et assez précoce.

Race du Quercy. Robe pie, le noir dominant, petite de taille, assez compacte de corps, tête courte et oreilles droites.

Race poitevine. Tardive, charpente osseuse très-forte; oreilles larges et pendantes; elle atteint presque le même poids que la race normande : la robe est blanche.

Race ardennaise. Race assez estimée : les oreilles droites, la robe blanche.

Race de la Bresse, du Lyonnais. La robe présente des bandes blanches, transversales; elle est estimée.

Les races anglaises commencent à se multiplier en France, grâce aux importations de quelques éleveurs, amis du progrès; et il est à souhaiter, en ce temps de cherté des subsistances, que l'amélioration soit plus générale. — On peut facilement aujourd'hui se

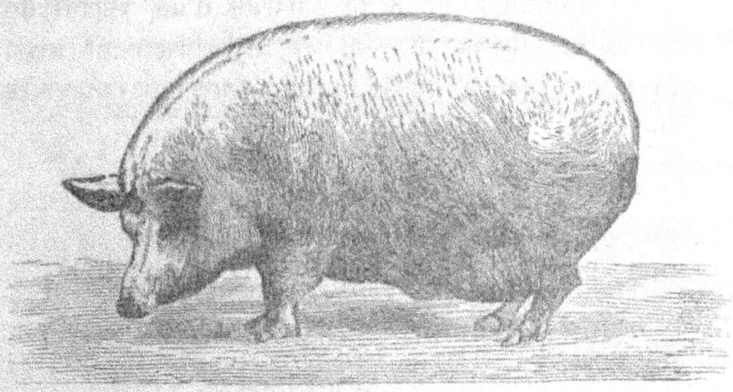

Fig. 7. — Verrat New-Leicester âgé de huit mois.

procurer, dans notre pays, des reproducteurs des meilleures races, telles que Berkshire, Hampshire, des New-Leicester (*fig*. 7), des Yorkshire, etc., etc., et améliorer nos races sous le rapport de la précocité et surtout de la qualité de la chair.

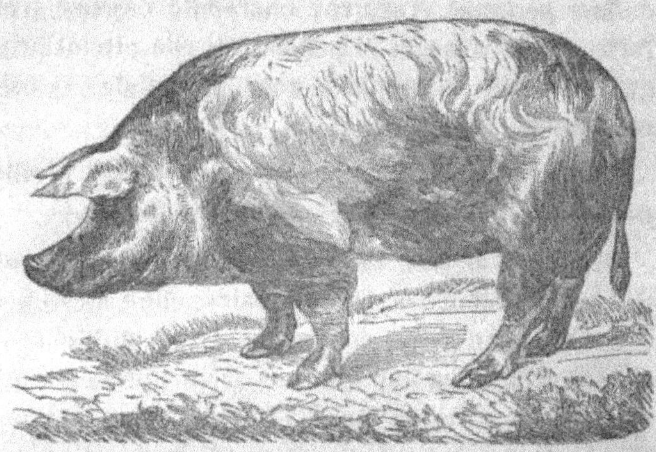

Fig. 8. — Verrat anglo-normand.

Nous donnons (*fig*. 8) le portrait d'un verrat de race normande améliorée par le croisement avec une bonne race anglaise, primé dans un concours français.

CHAPITRE V.

Races de la Méditerranée.

La napolitaine est la plus importante; les autres peuvent être passées sous silence, leurs caractères généraux étant assez semblables à ceux de cette race estimée.

Le porc napolitain est l'un des types dont sont
sorties les petites races anglaises actuelles perfectionnées, particulièrement les variétés noires, qui lui
doivent leur beauté de forme et leur délicatesse de
chair. Nous donnons ici, pour exemple, le portrait
d'un verrat Yorkshire-napolitain (*fig.* 9).

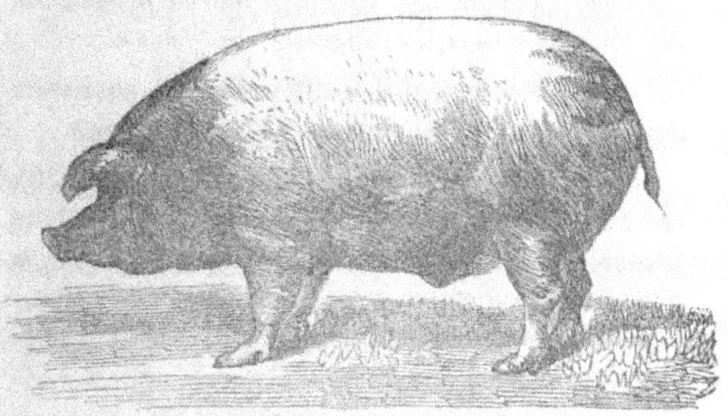

Fig. 9. — Verrat Yorkshire-napolitain âgé de dix mois.

Le porc napolitain est, en vérité, un porc modèle,
rond, potelé, symétrique, très-petits os, groin fin,
plus long de tête que le porc chinois, mais moins
long de corps et plus grand en totalité; la couleur
des porcs napolitains est un noir très-foncé; la robe
est presque dépourvue de poils. — Il est assez prolifique, bon nourrisseur, et profite bien avec des aliments médiocres. Son aptitude à un engraissement
précoce et la saveur de sa chair, sont presque sans
égal.

CHAPITRE VI

Races diverses.

Le porc espagnol est petit.

Les porcs polonais ou *prussiens* sont en général grands, grossiers, mauvais éleveurs et tardifs.

Le porc germain est plus petit que le *prussien*, et meilleur sous tous les rapports.

Le porc bavarois, plus petit encore, à charpente osseuse et légère, est précoce à l'engraissement.

Le porc des îles Baléares a le corps long et haut, les pattes courtes et le squelette léger. Il est de mœurs très-paisibles, aimant mieux rester couché que de fouiller. C'est une race riche en viande, facile à élever et prompte à l'engraissement. Il en est peu d'aussi avantageux dans une ferme.

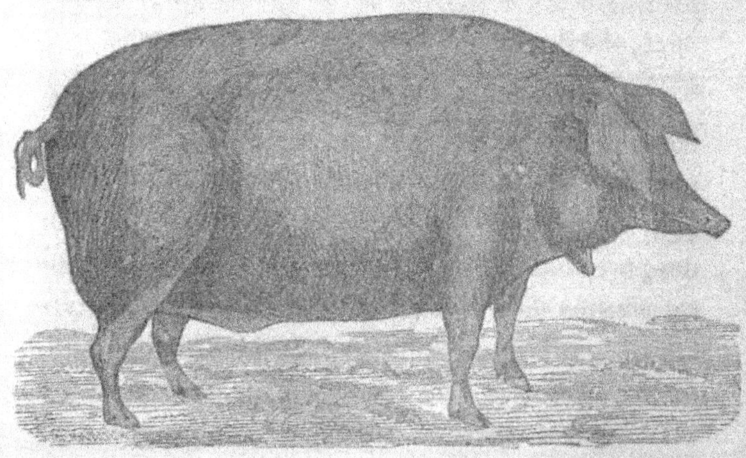

Fig. 10. — Porc Baléare.

IIe PARTIE

PRINCIPES D'ÉLEVAGE.

CHAPITRE PREMIER.

Choix d'une race et des reproducteurs.

§ 1. — CONSIDÉRATIONS ÉCONOMIQUES ET LOCALES.

Un éleveur judicieux doit, avant de décider la race de son choix, prendre en considération les nombreuses circonstances qui peuvent influer sur la spéculation, qu'il tente toujours, en définitive, pour le profit. Pour s'assurer la plus grande somme de bénéfices, il doit tenir compte : du goût de la population voisine; de la proximité d'un ou plusieurs marchés; et du genre et de la qualité de porcs qui y sont demandés; des facilités d'obtenir à peu de frais des suppléments d'aliments pour l'engraissement; des frais de transport, soit pour les porcs engraissés, soit pour les aliments achetés; des chances d'une vente bonne et régulière, soit comme jeunes porcs, soit comme salaison, soit comme porcs entièrement engraissés, et décider sa spéculation pour un de ces buts. Ces considérations et une foule d'autres, très-variables, serviront à décider l'éleveur. Si la consommation est grande dans le voisinage immédiat et que les moyens de transport, pour les grands porcs engraissés, soient très-faciles et peu coûteux, on pourra élever et engraisser les plus grandes races. Si, au contraire, le goût est pour les fines qualités et la demande plus grande sur ce point, ce sont les petites races qu'il faut adopter. La localité habitée par l'éleveur est une considération moins importante si le pays est plus avancé, coupé de nombreuses et bonnes voies de communication, de chemins de fer, canaux, etc. Dans ce cas, l'éleveur peut en effet choisir le marché le plus avantageux pour la vente. Les facilités de transports sont surtout avantageuses pour les porcs maigres de vente, qui peuvent voyager à toute distance sans être incommodés. Les porcs gras sont peu propres à être envoyés au loin, surtout ceux de races perfectionnées. Le commerce de jeunes porcs maigres est d'une très-grande importance : les marchands ambulants en achètent pour ainsi dire de chacun ; mais la proximité d'un marché quelque peu important est toujours favorable à l'engraissement.

Le choix de la spéculation et de la race étant déterminé sous les points de vue précédents, il reste à choisir les animaux reproducteurs. Sur ce point, l'éleveur peut être renseigné d'une manière certaine par l'apparence extérieure. Il y a, pour les grandes comme pour les petites races, une *forme-type*, un certain contour, des signes caractéristiques qui distinguent les animaux de choix. — Les détails peuvent différer, mais le caractère principal des bonnes races est toujours le même. Les remarques précédentes sur les races ont pu le faire pressentir ; mais nous allons le spécifier d'une manière détaillée.

§ 2. — CHOIX DU VERRAT ET DE LA TRUIE.

Du choix d'un verrat. — Les principaux points à rechercher dans un verrat sont : largeur de poitrine et profondeur de carcasse; — largeur de reins et bon remplissage des côtes; — docilité; — gaieté ou vulgairement *gaillardise;* — beauté dans l'apparence générale. — D'une manière plus détaillée : LA TÊTE ne doit pas être trop osseuse; — le front doit être étroit et convexe vers le haut; — les yeux petits, mais vifs et le regard non inquiet; — les oreilles courtes, minces, les bouts pointus et dressés en avant. — L'aspect de l'animal doit dénoter de la docilité en même temps que de la vivacité.

LE COU doit être très-plein et large, particulièrement au sommet, où il doit s'unir à de très-larges épaules précédant une très-large échine.

LES CÔTÉS, REINS ET CROUPE doivent être d'une bonne et uniforme largeur.

LA QUEUE ne doit pas être placée trop bas ni présenter une notable longueur, et son origine doit être invisible lorsque le porc est engraissé.

LE DOS doit être droit ou légèrement courbé.

LA POITRINE doit être profonde, large et bien saillante, les côtes bien placées et sortant bien de l'épine dorsale : caractères indiquant un bon fonctionnement des poumons.

LES ÉPAULES très-largement étendues.

LES CUISSES très-épaisses intérieurement et extérieurement, et l'entrecuisse bien fendu.

Le ventre, lorsque l'animal est gras, doit presque toucher terre.

Les jambes doivent être courtes, les os fins et les *jointures* petites.

Les pieds courts, ronds et les ongles s'étendant droit sur les jambes.

Le poil long, clair, beau et peu hérissé.

La peau mince, souple, mais sans relâchement ni molesse.

La couleur uniforme, soit noire, soit blanche, soit bleue, etc., sans taches ou bandes rousses ou autres. Tous ces caractères sont bien visibles dans la *fig.* 7 spécialement, et presque au même degré dans les *fig.* 1, 2, 3, 4 et 8.

La stricte attention à ces points, dans les petites ou les grandes races, de quelque lieu et quelque nom qu'elles soient, ne peut manquer de perpétuer une bonne espèce de porcs.

Choix de la truie. — La truie doit être choisie d'abord conforme à l'esquisse ci-dessus, et, en outre de ces qualités communes au verrat, elle doit présenter :

Un ventre très-développé ; une faible tendance à l'engraissement ; elle doit être libre de tous défauts naturels et posséder au moins douze mamelles.

Beaucoup de truies deviennent trop grasses durant la gestation ; il faut prévenir cet état en diminuant l'alimentation, et en faisant élever à la truie plus de deux portées dans l'année.

§ 3. — SOINS DES REPRODUCTEURS.

Pour obtenir de bons produits, on doit apporter une surveillance attentive aux moindres détails de la reproduction. Le verrat et la truie sentent leur sexe dès l'âge de trois mois ; mais ils ne sont bien propres à la copulation qu'à dix mois : s'ils sont employés à la reproduction plus jeunes, leurs pouvoirs de génération s'affaiblissent : la truie devient bientôt faible pour l'élevage, et produit des portées maladives ; le verrat est arrêté dans sa croissance et montre promptement des signes de vieillesse. — Ils conservent leur puissance entière de reproduction jusqu'à trois ans au moins ; mais on ne doit pas les garder plus longtemps, autant que possible, si l'on veut les engraisser pour la vente ; car, plus tard, ils se nourrissent et engraissent difficilement et sont presque invendables.

Les truies peuvent produire cinq portées en deux ans ; mais c'est trop en exiger ; il faut déjà une bonne nourriture et de bons soins pour qu'une truie élève bien ses deux portées par an. — La truie peut prendre le verrat aussitôt après la mise bas ; mais il est raisonnable d'attendre quelque temps pour lui conserver sa santé et sa vigueur.

§ 4. — MONTE.

L'époque de la monte dépend des convenances d'élevage et de ce que doivent devenir les jeunes animaux. — En général, les époques les plus convenables sont les mois d'avril et d'octobre La période de gestation étant de seize semaines ou cent douze jours, si la truie est donnée au verrat à la fin de chacun des mois ci-dessus indiqués, elle mettra bas à la fin d'août et de février; dans le premier cas, sa portée prendra assez de force pour braver l'hiver, et pouvoir chercher ses aliments dans les cours; dans le second cas, les jeunes n'auront pas à supporter de grands froids, et seront assez puissants en été pour le pâturage.

§ 5. — SOINS A DONNER AUX TRUIES MÈRES.

Lorsque la truie est pleine, elle doit avoir la liberté de courir comme les autres animaux, et recevoir les mêmes aliments et les mêmes soins; mais, quelque temps avant la mise bas, elle doit être mise dans une loge convenable ou cour à hangar, et nourrie d'aliments bien digestifs : restes de cuisine, lavures de vaisselle, petit-lait, etc. — Lorsque la mise bas approche, elle doit être soigneusement surveillée et sa litière restreinte en épaisseur et composée de paille courte ou de feuilles; lorsque la mise bas a lieu sur une litière épaisse, les porcelets sont en danger d'être étouffés. A cette période, la truie doit être bien nourrie : les restes de la cuisine, eaux grasses ou petit-lait, avec son ou farine, forment une bonne alimentation.

§ 6. — SOINS A DONNER AUX JEUNES PORCS.

Les gorets doivent être accoutumés à manger avec

la mère pour les préparer au sevrage. — Le nombre moyen produit par une bonne truie est de *dix* pour les grandes races et *douze* pour les petites. — Les accidents auxquels ces jeunes animaux sont exposés sont si nombreux qu'une partie seulement atteint l'époque du sevrage. — C'est dans le temps qu'ils vivent du lait de leur mère qu'ils doivent être châtrés, avant qu'ils n'aient trois semaines autant que possible; on peut les sevrer à deux mois, ou un peu après qu'ils sont rétablis de la castration. — Après le sevrage, ils doivent recevoir au moins trois fois par jour une ration composée d'aliments farineux mêlés à du lait, à des eaux grasses, et donnés chauds. — En une semaine ou deux ils sont capables de manger des pommes de terre ou aliments semblables, d'abord mélangés avec les aliments précédents, chauds d'abord, puis bientôt froids, et enfin ils atteignent une force suffisante pour être mis en liberté soit dans les cours, soit dans les pâtures.

Toutes les fois que les porcelets doivent être vendus pour rôti (*cochons de lait*), la mère doit être bien entretenue pendant qu'elle les allaite, et ils sont vendus pendant cette période. — Dans quelques cas, on les engraisse pendant le sevrage; alors les aliments à donner doivent être très-nutritifs et toujours chauds : — ce sera du lait mêlé avec de la farine de pois ou d'orge, ou des aliments équivalents, donnés régulièrement trois fois chaque jour; leur litière sera entretenue aussi propre que possible.

Si l'on veut aider à l'engraissement, on doit les

laver de temps en temps à la ma'n, ou en les réunissant dans un coin de leur loge et leur jetant de l'eau tiède; ils se frottent l'un contre l'autre, grimpent les uns sur les autres et se nettoient ainsi eux-mêmes; toutefois ce lavage par surprise n'est pas convenable pour des animaux que l'on engraisse : l'opération manuelle vaut mieux.

CHAPITRE II.

Élevage et entretien des porcs adultes. — Troupeaux.

Dès l'âge de quatre à cinq mois, les porcelets sont désignés sous le nom de *porcs*, et sont entretenus aussi économiquement que possible, ordinairement en pâture, jusqu'à ce qu'ils aient atteint une grandeur convenable pour être engraissés. — Il est bien reconnu que ces troupeaux ne donnent aucun bénéfice lorsque, pour les nourrir, il faut acheter des aliments utilisables d'autre façon, tels que criblures, son, etc., etc.; et qu'ils doivent, en principe et en fait, trouver leur nourriture dans les divers résidus de la ferme : restes de cuisines, débris du jardin, balayures de granges et grains perdus dans les cours. Malheureusement, ces résidus sont insuffisants pour alimenter convenablement le nombre de porcs habituel d'une ferme; aussi doit-on avoir recours aux récoltes de turneps, de betteraves et de pommes de terre, pendant l'hiver, et aux fourrages verts, trèfle, vesces, etc., durant l'été. D'autre part, en plusieurs pays, on a coutume de mener paître les troupeaux de porcs sur les champs en friche, dans lesquels ces animaux enlèvent une grande quantité de plantes nuisibles. Quant à élever un grand nombre de porcs en loges ou sous des hangars, c'est une méthode trop coûteuse et qui, pour cela même, ne répond pas au but du nourrisseur. Un moyen plus économique doit être recherché.

Toutes les *portées* mises bas par les truies en août ou en automne exigent d'autres aliments que les résidus des cours à bétail et des granges : le surplus peut être fourni quotidiennement par les lavures de vaisselles, résidus de pommes de terres, turneps ou autres aliments, pendant tout l'hiver. Alors ils peuvent, au printemps, être vendus comme porcs de foire, ou, ce qui leur convient parfaitement, être mis sur pâture. A l'automne suivant, le pâturage sur les chaumes étant terminé, ces animaux, âgés d'environ un an, sont en première ligne pour être mis à l'engrais.

Les *portées* mises bas en février ou au commencement du printemps exigent beaucoup de soin et une bonne alimentation durant les mois froids de cette première saison; ensuite ils sont mêlés au troupeau durant le jour, et séparés chaque soir des porcs plus âgés, pour être réconfortés par les résidus de la laiterie et de la cuisine; et si ces restes sont insuffisants, un bon équivalent est facilement obtenu par un mélange de grains de brasserie, de son ou de criblures, avec de l'eau : mélange fait dans des cuves et toujours prêt pour un emploi immédiat. L'hiver suivant, ces jeunes animaux peuvent encore, à la rigueur, chercher leur nourriture dans les cours; mais il vaut beaucoup mieux les entretenir en état de progression : pour cela ils doivent recevoir des turneps, betteraves ou racines semblables avec une bonne ration d'eau. Ces portées doivent être engraissées dès le printemps suivant pour chair de porc ou vendus pour les foires. — Communément, on garde ces jeunes porcs jusqu'à l'âge de vingt mois pour les engraisser comme porcs à lard, emploi auquel ils conviennent parfaitement.

De nombreux plans ont été adoptés pour étendre l'élevage économique des troupeaux de porcs : le grand obstacle a toujours été la dépense. — Il a été hautement recommandé et souvent essayé sur une vaste échelle d'entretenir les porcs, pendant tout l'été, avec des espèces de *soupes* végétales. La méthode employée consistait à réunir tous les restes de végétaux, y compris même les mauvaises herbes de toutes sortes, à faire bouillir le tout pendant quelque temps pour extraire leurs principes, puis à mêler au liquide une très-petite quantité de farine ou de criblures, et à donner ce mélange aux porcs, suivant le besoin, dans des cours ouvertes. — Ces animaux profitent très-bien avec cette nourriture; mais la recherche et la cuisson ou distillation de ces résidus et herbages, pour un nombre considérable de porcs, est incommode et coûteuse.

Un autre et meilleur plan consiste à réserver autant de betteraves que l'on peut en conserver, et à en donner un peu chaque jour comme supplément à ce que les porcs peuvent trouver dans le parcours ou pâturage du jour.

Un autre mode consiste à fournir tous les jours aux porcs une ration de fourrages artificiels : la luzerne, le trèfle et le sainfoin sont pour eux de bons aliments; mais les vesces et les herbes de prés sont trop *succulentes* et doivent être corrigées en ajoutant une soupe de farine de fèves; et même cette addition est toujours désirable lorsque les porcs sont soumis à une diète végétale.

Un autre plan (et il doit être considéré comme très-bon) consiste à faire des plantations et semis de *topinambours*, *chicorée*, *consoude*, *navette*, *moutarde*, *laitue* et autres plantes semblables. Ces plantes produisent une grande quantité d'aliments verts, dont la plupart sont très-goûtés par les porcs. Les topinambours et la consoude croissent très-vite au commencement du printemps, et produisent beaucoup de vert en poids. La chicorée et la rhubarbe produisent énormément, de même que la navette, la moutarde et les laitues. Les choux demandent plus de soins de culture, mais ils forment le plus solide aliment. Cultivés en grand et donnés en même temps qu'une soupe farineuse, ils forment une ration très-sortable et nutritive, pour un nombre quelconque de porcs et dans une saison de l'année où la plupart des autres aliments font défaut. — Les coupes des différents genres

3.

d'herbages, la laitue exceptée, peuvent se faire plusieurs fois durant l'été. Il est entendu que ces suppléments doivent être donnés aux porcs dans des cours assez spacieuses pour permettre l'exercice indispensable au plein développement de l'animal, à la conservation de sa santé et à l'entretien de la propreté. — Un abri et de l'eau en abondance sont aussi indispensables au bien-être du porc. — Les cours doivent être bien aérées, de façon que les animaux se trouvent dans une situation analogue à celle du pâturage à l'air libre, surtout pendant les ardeurs de l'été.

Le plan consistant à nourrir et garder le troupeau de porcs en loges peut très-bien réussir sur une petite échelle, mais il ne peut être profitable en grand. En loges, les animaux doivent être poussés rapidement à maturité, et, pour cela, ils doivent recevoir de meilleurs aliments; plus ils progressent, plus ils doivent être poussés, et finalement engraissés aussi promptement que les circonstances le permettent pour laisser des places à leurs successeurs. — Pour que cette marche soit profitable, on doit amener graduellement l'animal à maturité; en premier lieu, on le poussera dans le but d'augmenter sa taille, et, en second lieu, pour l'engraisser.

Pour obtenir cette progression d'accroissement, les aliments doivent être de plus en plus profitables : ainsi le petit-lait et le lait de beurre, mêlés avec une très-faible portion de farine de pois ou de fèves, formeront les premiers aliments du porc dans cette manière de procéder ; l'animal commençant à croître recevra des pommes de terre mélangées avec des grains, du son ou des criblures ; puis, plus tard, des pommes de terre mêlées avec des pois ou de la farine de fèves ; enfin, lorsque le porc approchera de la maturité, il sera engraissé entièrement avec de la farine d'orge ou un mélange d'orge, pois et farine de maïs en égale proportion. En procédant ainsi, le nourrisseur peut conserver une provision constante de bons porcs à un prix modéré.

CHAPITRE III.

Engraissement.

§ 1. — CHOIX DES PORCS D'ENGRAIS.

Avant de donner une esquisse de la meilleure manière d'engraisser les porcs, il est nécessaire de dire quelques mots relativement aux choix des animaux propres à cette spéculation. Pour la production du lard, les grands porcs de bonne race et d'un âge avancé doivent être préférés ; pour la chair, on doit choisir une petite race ; néanmoins ces animaux ne doivent pas être mis à l'engrais trop jeunes ; ils doivent avoir au moins quinze mois pour être de premier rang : cela dépend beaucoup, du reste, de leur destination finale et du genre d'aliments qu'ils doivent consommer. Dans les brasseries, le principal aliment est composé de grains ; dans les huileries, c'est le tourteau ; dans les laiteries, le lait ; dans les distilleries, les résidus. Le lait est un bon aliment pour les porcs de tout âge ; mais les jeunes ne profitent pas bien avec des grains, tourteaux ou résidus, de même qu'avec des turneps ou des pommes de terre crus comme aliments d'entretien ; ils n'engraissent pas bien avec les racines ou tubercules cuits ; ils demandent enfin des aliments simples et nutritifs. — Les vieux porcs engraissent avec l'alimentation la plus grossière.

L'espèce de porcs qui réunit la plupart des bons caractères indiqués pages 37 et 38, et qui donne une bonne proportion de *maigre*, doit être choisie pour l'engraissement : elle rend plus de viande nette.

§ 2. — DES PORCHERIES.

La porcherie doit être spacieuse, aérée et composée de deux parties : la première est *couverte*, c'est la *loge* proprement dite ; la seconde est une cour.

La loge doit être élevée de quelques pouces au-dessus de la cour, et toutes deux, loge et cour, doivent être pavées en pierres ou autres matériaux semblables. — Des gouttières doivent être disposées pour se débarrasser des eaux de pluie ; celles-ci peuvent être recueillies soit dans des mares propres au bain, soit dans des auges en fonte de fer.

En été, le porc cherche toujours à se vautrer dans

tout creux humide ou boueux ; mais c'est néanmoins
un animal très-propre, et qui ne devient jamais plus
gras que sur de la paille fraîche et dans une loge
propre ; rarement, si ce n'est par accident, le porc ne
laisse tomber ses excréments dans la partie de sa
loge où il prend son repos ; il cherche le coin le
plus reculé. On comprendra encore mieux le mauvais effet d'une porcherie sale, humide, en réfléchis-
sant à la finesse d'*odorat* du porc, qui a été tout
récemment employé en chasse à découvrir le gibier ;

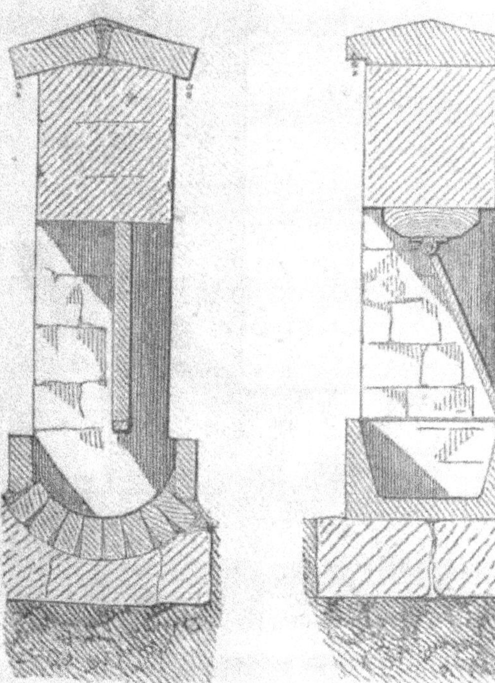

Fig. 11. — Auge à cloison.   Fig. 12. — Auge à volet oscillant.

et le vieux proverbe : « *Les porcs peuvent voir le vent,* »
est une preuve de leur extrême excitabilité nerveuse.

Ils doivent donc être gardés proprement et tranquillement, aussi abrités que possible de l'influence
des changements atmosphériques.

La mangeoire doit être disposée de telle façon
qu'elle puisse être remplie du dehors sans déranger
les porcs ; pour cela on doit disposer des auges à
cloison (*fig.* 11), à volet oscillant (*fig.* 12), ou à gout-

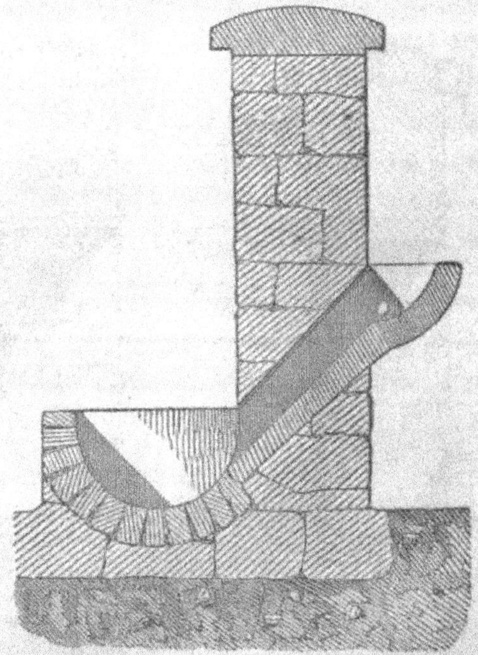

Fig. 13. — Auge à gouttière.

tière (*fig.* 13), et qui, du côté des porcs, seront divisées

en stalles pour chaque porc. Nous donnons (*fig.* 14, 15
et 16), comme exemple de ce genre d'auge, celle de

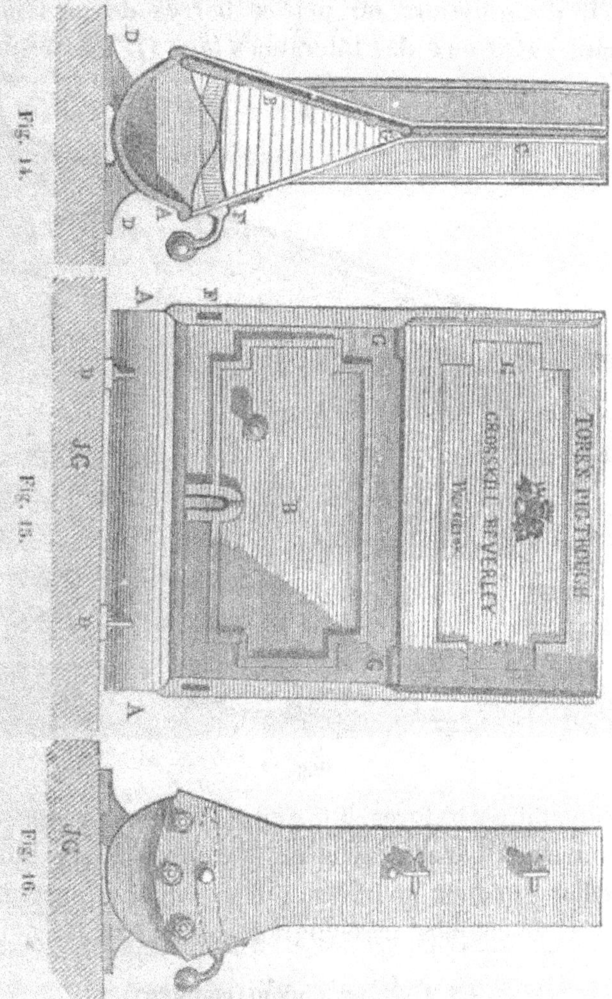

Torr, construite en fonte par Crosskill, mais que l'on

peut imiter en bois par économie. Où la paille est rare et chère, un plancher de loge confortable peut être fait de soliveaux ou petites barres de bois laissant entre eux des interstices (*fig.* 17) par lesquels

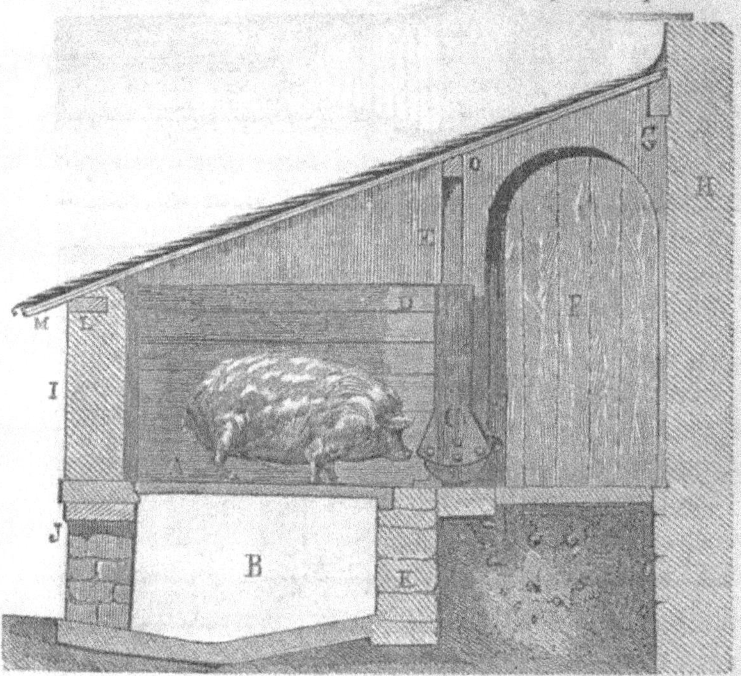

Fig. 17.

tombent les ordures, qui sont de temps en temps recouvertes d'argile calcinée, et enlevées à des intervalles éloignés pour être portées sur les champs à l'état de compost très-engraissant.

§ 3. — DE L'ENGRAISSEMENT.

L'engraissement est la partie la plus importante de

l'élevage des porcs; car d'un engraissement rapide et satisfaisant dépend la somme des bénéfices.

Les principes d'engraissement donnés pag. 47 et 48 n'ont pas besoin d'être reproduits ici. Venons à la pratique.

Le mode le plus commun d'engraisser les porcs, et qui est presque universel, consiste dans l'emploi de la farine d'orge mise en pâte claire au moyen d'une quantité suffisante d'eau et donnée trois fois par jour; rien ne peut les engraisser plus rapidement et produire plus belle viande; mais, par contre, cette méthode est coûteuse. Le meilleur plan, c'est de préparer l'engraissement quand les animaux sont adultes en employant des aliments d'abord moins coûteux, puis de qualité meilleure, et par suite plus coûteux à mesure qu'ils croissent en taille.

La pomme de terre constitue toujours un des principaux aliments propres à l'engraissement des porcs ; et, mélangée avec une petite portion de farine, c'est un aliment économique et en même temps de grande valeur.

Les farines de fèves, pois, maïs, avoine sont à très-peu près de même valeur que la farine d'orge, comme aliments d'engrais pour porcs, et en plusieurs lieux leur usage est adopté, suivant et leur prix et la possibilité de s'en procurer.

Dans les pays de fermes-laitières ou à beurre, etc., le petit-lait est mélangé avec les farines de pois ou de fèves ; — ce qui remplace en quelque sorte la caséine enlevée par le fromage. — C'est aussi un bon mélange pour corriger le trop de succulence des navets et carottes cuits.

La farine d'avoine mêlée avec le lait de beurre est excessiment nourrissante, mais coûteuse. Cet aliment est renommé comme donnant la plus exquise qualité de porc, chair et lard.

Le son et les criblures sont des aliments à bas prix et passablement bons avec d'autres mélanges, comme résidus de féculerie, amidonnerie, qui contiennent beaucoup de gluten ; mais, seuls, ils sont de faible valeur.

Dans les réunions agricoles anglaises on a pu prendre connaissance de nombreux moyens d'engraisser les porcs ; et le jury des concours d'animaux gras de Smithfield, près de Londres, obligeant tous les exposants à établir comment leurs animaux ont été nourris, on a pu constater que les aliments employés peuvent être rangés dans l'ordre suivant : orge, fèves, farines de pois ; — pois, farine de maïs, pomme de terre, *coarse flour;* — lait de beurre, petit-lait, etc., l'orge et la farine de pois ayant la palme comme aliments de premier choix. — La graine de lin est rarement employée comme aliment pour porcs ; elle donne à la chair une odeur forte, et rend le gras huileux. — Le mélange suivant est hautement recommandé comme aliment économique pour porcs d'engrais : — Quelques racines de betteraves ou de navets suédois, bien cuits à la vapeur, et un peu de farine ou de son ajoutés ; ou, au lieu de ces derniers, des grains de brasserie, lavures, de l'orge à demi malté (drèche), des criblures, etc., le tout bien bouilli et donné modérément frais, humide.

Il serait superflu et ennuyeux de s'arrêter à examiner et décrire les mélanges variés des aliments indiqués ci-dessus, non plus que d'autres ingrédients qui peuvent contribuer au rapide engraissement des porcs; chaque *nourrisseur* peut sûrement déterminer cela par lui-même : il doit suffire que les principes de l'alimentation soient appliqués avec intelligence, suivant ce qui précède.

Le mode le plus prompt d'engraisser un porc, c'est, dit-on, de lui donner des *matières animales;* graisses, tourteaux, etc.

Le principal soin dans l'engraissement, c'est de donner les aliments quels qu'ils soient avec la plus grande régularité et dans le meilleur état; non pas en quantité telle qu'il y ait perte, ni en quantité insuffisante à satisfaire l'appétit. — Les aliments doivent être donnés *au moins* trois fois par jour. La nourriture doit être changée de temps en temps, et un peu de sel ajouté fréquemment.

Les auges doivent être nettoyées chaque jour, et mieux, entièrement lavées.

En été, les porcs doivent être lavés, et leur loge tenue fraîche. — Pour empêcher que les porcs ne détruisent et dégradent rien dans leur loge, on leur met un anneau dans le bout supérieur du groin, ou plutôt un fil de fer contourné plusieurs fois.

TRAITEMENT DES PORCS AUX DIFFÉRENTES ÉPOQUES DE L'ANNÉE.

CHAPITRE PREMIER.

Hiver — Engraissement.

La porcherie, dans une ferme ordinaire, doit être dirigée de façon qu'il n'y ait aucune *mise bas* en hiver ; car les jeunes porcs sont si sensibles au froid que, même dans la loge la plus *confortable*, il est rarement possible de leur en éviter les périls à cette époque de l'année.

Les effets du froid sur les porcelets sont visibles par la rougeur de la peau, le hérissement des *soies*, etc. ; et si la mort n'est pas une conséquence immédiate, au moins s'ensuit-il un retard dans leur croissance jusqu'au retour d'une température plus douce au printemps.

Si cependant quelques circonstances particulières rendent l'élevage des cochons de lait très-profitable en hiver, on peut y parvenir en disposant pour les truies mères des loges *saines* qui, recevant assez d'air par des ventouses et de lumière par les vitres

des fenêtres, aient toutes leurs ouvertures soigneusement fermées, et soient parfaitement à l'abri du
grand froid. Mais, comme peu de porcheries sont
assez bien établies sous tous ces rapports, on doit
s'en tenir, dans la presque généralité des cas, à la
pratique usuelle, comme étant la plus convenable :
s'abstenir de l'élevage des jeunes porcs en hiver, et ne
conserver que ceux qui peuvent résister par eux-
mêmes aux rigueurs de la saison et jouir de la liberté des cours (1); encore cette liberté doit-elle
être ménagée avec beaucoup de discrétion.

Des diverses *portées* sur pied en même temps, les
plus jeunes doivent recevoir les aliments les plus
nourrissants, de préférence aux plus vieux ; la raison
de donner aux premiers le meilleur traitement est
fondée sur le principe que tout être vivant, *limité*
dans ses aliments pendant qu'il croit en grandeur et
en charpente osseuse, ne peut jamais atteindre les
plus grandes proportions de corps dont sa race est
capable.

En général, les animaux en état de croissance ne
doivent être engraissés que lorsqu'ils sont parvenus
au volume de chair demandé sur le marché. Ceux
qui ont atteint tout leur développement, toute la
grandeur de charpente dont ils sont susceptibles,

---

(1) Dans un grand nombre de fermes, en Angleterre, les porcs
passent la plus grande partie de leur temps dans des cours, soit
seuls, soit avec le gros bétail, et l'on attribue à cette vie à l'air
libre un bon effet sur la qualité de la viande.

n'exigent plus qu'un temps très-court pour être portés au plus haut point de graisse. — Cette méthode de différer l'engraissement suivant les besoins et les exigences de la consommation, est particulièrement applicable au porc, qui, ayant à tout âge une grande disposition à prendre de la graisse, peut être mis à l'engrais en *tout temps*, à toute grandeur de charpente, et, par suite, peut toujours atteindre le degré d'engraissement que l'on désire, « ou que les habitudes de la consommation rendent plus avantageux. »

De même que les plus jeunes porcs doivent recevoir le meilleur traitement, de même ils doivent être *séparés* des animaux plus âgés, et, par suite, avoir une loge et une cour spéciales. Cette catégorie de porcelets comprend les dernières portées de la saison, et leur nombre dépend évidemment de celui des truies gardées dans la porcherie.

En Angleterre, ils reçoivent des turneps (navets) comme base de leur alimentation, de la façon dont on en donne au bétail, et coupés par tranches aussi petites que pour les moutons; ils doivent aussi recevoir une ration du breuvage chaud fait pour les chevaux, et, en outre, les épluchures et résidus de la cuisine.

Chaque jour, ils doivent recevoir de l'eau propre et de la litière en abondance, et leur loge doit être parfaitement nettoyée.

Les porcs ont la réputation d'aimer à se vautrer dans la fange, mais il n'en est rien; et l'accusation de malpropreté s'appliquerait plus justement aux propriétaires qui les gardent salement qu'aux animaux eux-mêmes. — Lorsque les porcs sont contraints à coucher dans une loge fangeuse et élevés par une main avare de soins, comment peuvent-ils se montrer autrement que sales, crottés ? Donnez-leur une loge saine, une litière fraîche, une mare d'eau, en même temps qu'une nourriture suffisante, et vous les verrez bientôt conserver leur litière propre, choisir le coin le plus reculé de leur loge pour y déposer leurs excréments, et enfin conserver leur corps en état sain et dans une apparence propre.

Le devoir de l'homme chargé de la porcherie est de les entretenir d'aliments et de litière, d'approprier leurs loges et leurs cours avec autant de soin que pour toute autre race d'animaux de ferme. Les restes de la cuisine doivent être régulièrement apportés par la personne chargée de ce soin.

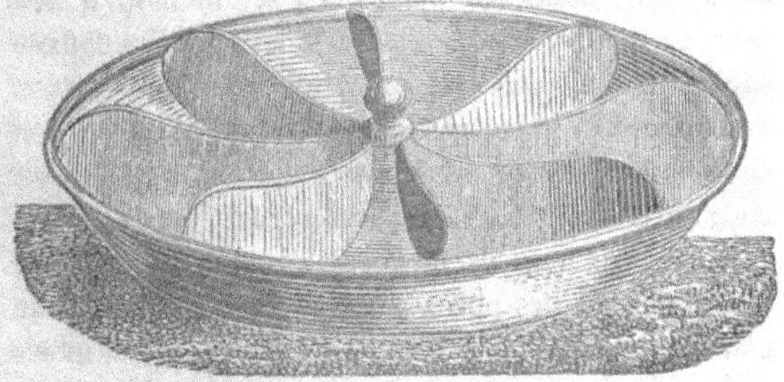

Fig. 18. — Auge à porcs, en fer fondu.

On emploie en Angleterre une auge à porcs très-bien disposée pour être placée au milieu d'une cour

commune ; elle est faite d'une seule pièce en fer
fondu et représentée en perspective par la *fig*. 18.
Son apparence intérieure, lorsqu'elle est placée sur
terre, est celle d'un hémisphère creux posé sur son
pôle aplati ; intérieurement, la partie centrale s'élève
en forme de pilier de diamètre décroissant, et con-
vertit l'hémisphère en une mangeoire annulaire dont
la section transversale présente deux demi-cercles
conjoints. Le diamètre de cette mangeoire est de
762 millimètres ; le bord supérieur est entouré d'une
moulure ronde servant à la fois de consolidation et
de support pour les animaux dont le cou porte sur
les mangeoires. La profondeur de cette dernière est
d'environ 230 millimètres, et elle est divisée en huit
compartiments par des cloisons dont la partie supérieure est convexe et saillante, pour empêcher que
les aliments ne puissent être jetés d'un compartiment
dans l'autre. Cette mangeoire se place sur le sommet
d'un petit monticule de litière ; et, bien qu'il soit
assez facile de la pousser dans le lieu le plus convenable, elle ne peut être retournée par les animaux.
(Une mangeoire perfectionnée de cette espèce est
dessinée à l'échelle, et décrite dans le volume ayant
pour titre : *De l'Établissement des Porcheries*. (1).

Il est rare que les fermiers s'imposent le tracas
d'engraisser leurs porcs pour le marché ; car, pour
peu que la race soit précoce, les porcelets sont géné-

---

(1) 1 vol. in-18, orné de 93 gravures. Prix 2 fr. 50 c. *franco*.
Auguste GOIN, éditeur.

ralement assez gras pour être convertis en *salé*, lorsqu'ils ont atteint le poids désirable pour cette sorte d'emploi, c'est-à-dire 25 à 40 kilogrammes. Marchands et bouchers recherchent les jeunes porcs de ces poids. Le meilleur aliment de cette espèce ne peut être obtenu que lorsque les jeunes porcs sont ainsi nourris, — libres dans une cour de ferme. — La chair est de bon goût, délicate quoique ferme, bien pourvue en maigre et suffisamment grasse pour la table.

Mais, dans tous les cas, le fermier doit une fois chaque année engraisser quelques porcs pour son usage personnel et celui de sa famille. Ils doivent être âgés d'au moins *un an* et présenter un poids de 115 à 130 kilogrammes. Les verrats et les vieilles truies châtrés sont dans le meilleur état pour cet usage, et doivent être alors placés dans des loges spéciales. Quatre porcs de 130 kilogrammes chaque année fourniront une provision suffisante de lard et de jambons pour une famille de fermiers.

Avant l'époque de l'engraissement, les porcs ont été traités comme il a été indiqué précédemment; mais lorsqu'ils sont reclus et destinés à être engraissés à un haut degré, ils reçoivent des aliments plus nourissants.

Les porcheries ou loges à porcs sont, dans l'ensemble d'une ferme, des constructions éminemment avantageuses; elles sont de trois genres : 1° celles pour les truies nourries avec leurs *portées*. Chacune d'elles se compose de deux parties : une loge couverte, où les truies se retirent pour la nuit ; elle est munie d'une porte d'entrée ; une cour couverte attenant à la loge, et dans laquelle sont placées les auges. Chacune de ces parties ne doit pas avoir moins de 1 mètre 828 millimètres en carré. — 2° Loges d'engrais : elles se composent aussi des deux parties précédemment indiquées : une loge de 1 mètre 216 millimètres en carré, avec une cour des mêmes dimensions, peut servir pour deux porcs de 130 kilogrammes chacun.

Ces deux sortes de loges peuvent avoir chacune un toit spécial, ou bien un certain nombre de loges seront placées sous un toit commun. Le premier cas est le plus ordinaire ; mais le dernier est le plus convenable pour la facilité de l'entretien des auges, de la propreté des loges, et enfin de la surveillance des animaux. — 3° Loges et cours pour l'élevage des gorets nouvellement sevrés, lorsqu'ils sont séparés des porcelets plus vieux pour recevoir un meilleur traitement. — La loge sera de 6 à 7 mètres 50 centimètres carrés.

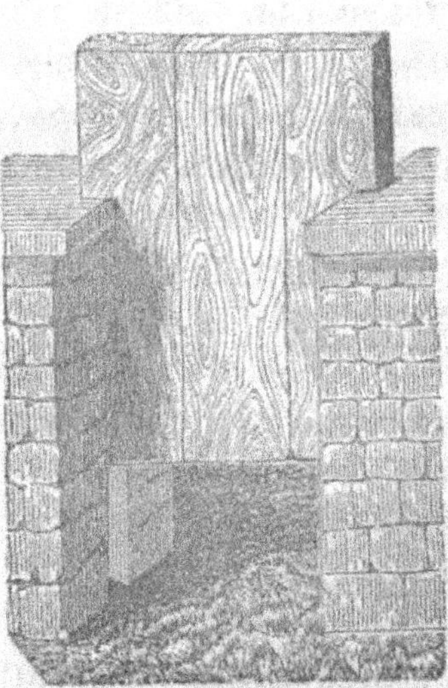

Fig. 19.

Le porc, ayant un cou très-puissant, est capable d'ouvrir les portes d'entrée, « ou tout au moins de les détériorer par les efforts qu'il fait pour les pousser. » Le modèle de porte (*fig.* 19) est solide : la porte glisse de haut en bas dans les rainures ménagées dans la maçonnerie, et cette disposition est telle qu'elle met en défaut l'adresse des plus fins vieux porcs dans leurs essais pour découvrir un moyen de fuir. (*Voir* dans le volume cité précédemment d'autres modèles de portes.)

Une mangeoire très-convenable pour une loge contenant un certain nombre de porcs, telle par exemple que celle des gorets nouvellement sevrés, est représentée *fig.* 20. — Elle est à très-peu près entièrement de fer fondu, et présente le grand avantage de permettre le remplissage et le nettoyage des auges du côté extérieur du bâtiment, sans dérangement pour les animaux et sans dommage pour le porcher. — Les mangeoires de ce genre sont placées

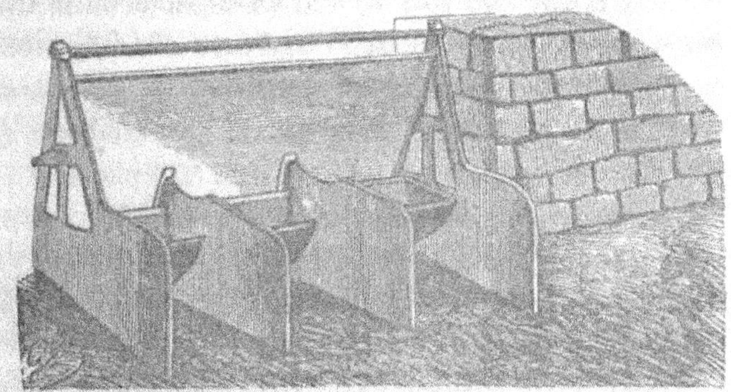

Fig. 20.

dans une ouverture d'égale dimension ménagée dans le mur d'enceinte « *de la loge* » ou de la cour, de la

manière indiquée par la *fig*. 20, dans laquelle on voit
le mur sur la droite de l'ouverture, celui de gauche
étant supposé enlevé pour laisser mieux voir la forme
de la mangeoire ; l'auge a 1 mètre 22 centimètres de
longueur, 406 millimètres de largeur au sommet,
203 millimètres au fond et 228 millimètres de profondeur. Les deux plaques extrêmes commencent à
prendre la forme triangulaire à la hauteur de 1 mètre
environ, et sont assemblées dans le haut par une traverse en fer « boulonnée à ses deux extrémités. » La
plus basse portion de ces deux plaques extrêmes
forme une cloison s'étendant à 1 mètre vers l'intérieur ; deux cloisons intermédiaires de même longueur divisent l'auge en trois compartiments; elles
ont 533 millimètres de hauteur. — Par ces divisions,
chaque animal ayant sa stalle ne peut être dérangé
par ses voisins. Un volet, oscillant autour d'un axe
horizontal que l'on voit un peu au-dessous de la traverse supérieure, remplit l'ouverture du mur, tout
en permettant de donner la nourriture de l'extérieur. Dans le dessin, ce volet est figuré poussé et
retenu vers l'extérieur, tel qu'il doit être placé pendant que les animaux mangent ; il est retenu dans
cette position par un verrou glissant verticalement à
l'extérieur. Lorsque les aliments doivent être intro-
duits dans l'auge, le verrou est retiré et le volet
amené de cette position extérieure à l'opposée, où il
est retenu par le verrou jusqu'à ce que les compartiments de l'auge soient nettoyés et remplis de nourriture ; alors le volet est de nouveau ramené à la po-

sition extérieure indiquée par la figure. — Ce volet est percé de fentes permettant le passage des cloisons pendant sa marche oscillante. Une saillie, qu'il est facile de voir du côté gauche, est laissée à chaque cloison extrême; elle pénètre dans le mur des deux côtés et retient ainsi parfaitement la mangeoire...

(Cette auge est toute en fer et fonte; des systèmes analogues en bois sont construits en divers lieux depuis très-longtemps; on trouvera dans le petit volume cité précédemment l'auge à volet perfectionnée de Crosskill.)

Une expérience sur les avantages relatifs des aliments *cuits* et *crus* a été faite, en 1833, par M. John Dudgeon (Spilaw, Roxburghshire). — Il plaça six porcs en un lot et cinq truies en un autre : tous avaient été châtrés et étaient âgés de cinq semaines. Les porcs furent nourris d'aliments cuits, principalement de pommes de terre et fèves. Les truies furent entretenues au moyen des mêmes aliments, mais crus. Les six porcs augmentèrent en poids vif de 244 kilogrammes 29 grammes ou de 40 kilogrammes 665 grammes chacun dans l'espace de cent deux jours (du 2 juillet au 12 octobre), soit une augmentation journalière de 399 grammes par tête.

Les cinq truies dans le même temps augmentèrent seulement de 113 kilogrammes 121 grammes ou de 22 kilogrammes 624 grammes chacune dans cent deux jours; soit enfin un accroissement de 222 grammes par tête et par jour.

« L'accroissement dû aux aliments crus ne serait

donc que les 5/9 (un peu plus de moitié) de celui produit par les mêmes aliments, rendus plus assimilables par la cuisson. »

Pendant cette expérience, trois autres porcs furent nourris avec des aliments crus et cuits indifféremment, suivant ce qui restait après que les rations avaient été fournies aux deux lots d'expérience.

L'auteur de cette expérience en tire les conclusions suivantes :

1º Les porcs nourris exclusivement d'aliments cuits profitent beaucoup plus qu'avec les mêmes aliments crus ;

2º Les porcs nourris simultanément d'aliments cuits ou crus augmentent plus rapidement que ceux qui reçoivent exclusivement des aliments crus. — Ce qui prouve évidemment que les aliments cuits sont *toujours* plus profitables que crus. Ceux des porcs qui avaient été nourris avec des aliments cuits et crus, irrégulièrement, approchaient beaucoup de l'état des porcs nourris exclusivement d'aliments cuits ; mais ils paraissaient quelquefois indifférents au changements d'aliments crus en aliments cuits, ou réciproquement. Il faut faire attention que, lorsqu'il y a changement d'aliments, il arrive souvent que l'accroissement est très-rapide, par suite du changement seul, et non de la bonté relative du nouvel aliment ; car, par la variété, l'animal *savoure* davantage et profite plus, toutes choses égales d'ailleurs ; donc, dans toutes les expériences de changement d'aliments, il faut continuer les essais assez longtemps pour que les porcs se soient habitués au nouveau régime, car ce n'est qu'à ce moment que l'on peut juger de leur véritable effet.

M. Robert Walker fit aussi la même année une expérience sur le même sujet. Il mit cinq porcs aux pommes de terre et orge broyées cuites à la vapeur, et cinq autres reçurent les mêmes aliments, mais n'ayant subi aucune cuisson. Ces dix porcs étaient âgés de dix semaines.

Au 4 mars 1832, le poids vivant des cinq porcs du premier lot nourri d'aliments crus était de 48 kilogrammes 968 grammes ; le 1er juin suivant, ou quatre-vingt-neuf jours après, il avait atteint 107 kilogrammes 459 grammes ; ce qui fait un accroissement de 58 kilogrammes 491 grammes, ou par tête et par jour, 131 grammes.

Le deuxième lot nourri d'aliments cuits pesait, au 4 mars, 48 kilogrammes 61 grammes, et, au 1er juin, 143 kilogrammes 278 grammes, ce qui fait un accroissement de 95 kilogrammes 217 grammes pour cinq porcs en quatre-vingt-neuf jours, ou, par tête et par jour, 214 grammes.

« Ainsi l'accroissement dû aux aliments crus n'est ici que les 613 millièmes (moins des 2/3) de celui produit par les mêmes aliments cuits. Aussi l'auteur de l'expérience était-il fondé à conclure qu'il ne peut y avoir le plus petit doute sur le fait que les aliments cuits sont beaucoup plus profitables qu'à leur état naturel. M. Hy Stephens pense qu'il n'est guère possible d'engraisser des porcs avec des pommes de terre crues seulement. »

Puisqu'il est démontré par des expériences directes dont nous venons de donner deux exemples que les porcs engraissent mieux lorsqu'ils sont nourris d'aliments cuits que lorsqu'ils ne reçoivent que les mêmes matières crues, ce serait perdre du temps et des aliments et vouloir faire moins de chair et de graisse, que d'essayer de nourrir les porcs d'engrais avec des aliments crus de quelque genre qu'ils soient. Il est vrai toutefois que, parmi les aliments crus, il y a un choix à faire, et que certains seront plus favorables que les autres en cet état; mais ces mêmes aliments, déjà bons à l'état cru, seront encore plus avantageux après qu'ils auront été cuits. Par suite, la question est simplement celle-ci : Quelle est la meilleure sorte d'aliments à cuire pour l'engraissement des porcs?

Les racines et tubercules et les grains de tous genres, cuits, peuvent engraisser les porcs; outre les pommes de terre, parmi les racines, on distingue, comme aliments possibles, les navets, les carottes, les panais et les betteraves; parmi les grains, l'orge, l'avoine, les pois, les fèves, le riz et le maïs. Mais il faut choisir entre tous ces aliments celui qui est à la fois le plus nourrissant et le plus économique, « soit absolument, soit relativement. »

Les carottes et les panais, parmi les racines, peuvent être de suite réjetés comme trop difficiles à obtenir en cette contrée (Ecosse) et par suite peu économiques. — En regard des autres racines, les pommes de terre, lorsqu'elles sont cuites, présentent plus de matières nutritives que les navets, ces deux sortes d'aliments étant en proportion égale, quant aux prix, ou en quantités récoltées sur une même surface.

Le pouvoir nutritif de la pomme de terre a été soigneusement examiné par M. le docteur Fromberg, en 1846; d'après lui, ce tubercule contient une très-grande proportion d'eau, en moyenne 76 p. 100 ou un peu plus des trois quarts du poids total. La proportion de matières sèches ou ce qu'on peut considérer comme parties nutritives n'est par suite en moyenne que de 24 p. 100 ou moins d'un quart du poids du tubercule.

Du reste, la quantité d'eau contenue dans la pomme de terre dépend beaucoup de l'état de maturité que la récolte a atteint avant d'être arrachée. Les pommes de terre *non mûres* donnent 82 pour 100, et les mûres, ou en complète croissance, renferment seulement 68,6 p. 100 d'eau ; les matières solides varient donc de 16 à 31,4 p. 100 suivant l'état de maturité.

La proportion des parties composant les pommes de terre varie beaucoup suivant qu'elles sont à l'état naturel ou desséchées. — Ainsi, par exemple :

	Pommes de terre, état naturel.	état sec.
Eau.	75,52	»
Amidon.	15,72	64
Dextrine.	0,55	»
Sucre.	3,30 et gomme	15
Albumine, caséine, gluten, matières azotées	1,41	9
Matières grasses	0,24	1
Fibres (cellulose, etc.)	3,26	11

Les diverses matières nutritives données par une récolte de pommes de terre estimée à 15,126 kilogrammes par hectare, seraient donc pour cette surface :

De 1,088 kil. 196 d'amidon, sucre, etc.

244 kil. 843 matières fibreuses.

122 kil. 422 de gluten (4 d'azote pour 1,000 de pommes de terre).

54 kil. 400 de matières salines.

20 kil. 303 de matières grasses.

Si l'on compare les propriétés nutritives des matières solides des pommes de terre, des turneps suédois et des betteraves, on peut en conclure que les deux premières plantes diffèrent peu, bien que l'avantage soit un peu du côté des turneps suédois, mais que la betterave contient plus de matières azotées que la pomme de terre, et cela dans le rapport de 15,5 à 9. — La betterave contient seulement 15 p. 100 de matières sèches, tandis que la pomme de terre en donne 25 p. 100 ; mais, comme nous venons de le dire, les matières azotées renfermées dans ces 15 p. 100 sont en plus grande quantité que celles contenues dans les 25 p. 100 de matières sèches fournies par la pomme de terre.

Ainsi, ces trois aliments séchés à 100° contiennent respectivement :

	Matières azotées.	Autres matières nutritives.
Pommes de terre.	8	82
Navets jaunes.	9,25	80
Betteraves.	15,50	75

C'est-à-dire que la proportion de matières azotées dans la betterave est près du double de la quantité contenue dans un même poids de pommes de terre. « C'est un fait très-important, observe M. le professeur Johnston, et digne de recherches ultérieures ; si, comme on le suppose aujourd'hui, la matière azotée absorbée par les animaux fournit les matériaux de leurs muscles, la betterave serait alors considérablement supérieure, sous ce rapport, à la pomme de terre ; car, d'après l'analyse ci-dessus, 100 kilogrammes de betteraves dans leur état naturel donneraient 2 kilogrammes 325 de matières azotées, tandis que 100 kilogrammes de pommes de terre n'en donneront que 2 kilogrammes. »

Nous venons de donner les éléments propres à guider dans le choix à faire sous le rapport nutritif entre les racines et tubercules. Le choix, sous le rapport économique, dépendra des lieux, des prix du marché, de la quantité récoltée sur un hectare.

Quant au choix à faire entre les grains, il n'est pas besoin de dire que l'on ne donne jamais de froment aux porcs, cela ne serait évidemment pas économique : on emploie ordinairement les farines d'orge et d'avoine ; les fèves et les pois cuits ou non cuits sont proverbialement des aliments excellents pour les porcs d'engrais. Le riz et le maïs cuits peuvent être considérés comme de bons aliments d'engrais.

Du reste, une nourriture exclusivement composée

de grains, de quelque genre qu'ils soient, serait trop coûteuse.

Les racines et les grains doivent concourir en même temps à la formation d'une bonne et efficace ration d'engrais, qui sera aussi économique qu'on le voudra en augmentant la proportion des racines.

Il a été constaté en Angleterre qu'avec 18 litres 174 de pommes de terre cuites à la vapeur, mélangées avec 4 kilogrammes 081 de farine d'orge et une petite quantité de sel, comme ration journalière d'un porc pesant de 150 à 180 kilogrammes, on peut pousser ce dernier à un bon état de graisse en neuf semaines.

On peut prendre cette proportion d'aliments par rapport au poids comme base du calcul des rations, et admettre que deux mois suffisent pour engraisser en bon état un porc qui aurait été convenablement et régulièrement nourri auparavant. L'engraissement se fera bien en donnant le premier mois une ration composée de pommes de terre cuites à la vapeur et de farine d'orge. — Dans le second mois, la farine de pois remplacera celle d'orge. — En tout temps la ration sera assaisonnée d'un peu de sel, et on donnera pour boisson deux fois par jour de l'eau tiède avec un peu d'avoine concassée en suspension.

Les aliments doivent être donnés à heures fixes trois fois par jour : le matin, à midi et à la tombée de la nuit. — Une cuisson de pommes de terre ou de navets, lorsque ces derniers sont employés, suffit pour chaque jour : on la fera à l'heure trouvée la plus convenable ; mais, aux autres heures de ration, les racines précédemment cuites seront réchauffées avec un gruau fait d'eau bouillante et de farine d'orge ou de pois cassés ; car les aliments, lorsqu'ils sont froids, sont plus longtemps avant de s'assimiler, par rapport à la chaleur propre de l'animal. — Le brouet ne doit pas être assez clair pour se répandre hors des mangeoires, ni trop épais, mais d'une consistance moyenne qu'un porcher soigneux a bientôt appris à conserver. — Les porcs alors apprécient et savourent mieux leur ration.

La quantité d'aliments donnée aux diverses époques de l'engraissement doit être proportionnée à l'appétit des animaux, et, par suite, à leur poids vif ; — le porcher doit chercher à déterminer l'augmentation d'après l'appétit montré par chaque animal. On sait seulement que la ration pour 100 de poids vivant est d'autant moindre que l'animal est plus avancé.

Voici quelques chiffres :

Goret sevré pesant 7 k. 900 reçoit { Pommes de terre cuites, 2 k.
Farine de seigle , 1 k.
Lait écrémé ou caillé 600 gr.

Goret de 3 mois   20   400   —   2 k. 25 en foin (équivalent).

Porc de   63   —   5 k. pommes de terre et eaux grasses.

Porc de   84   —   8 k. *idem.* (*Boussingault.*)

Porc de   165   —   { 11 k. 430 de pommes de terre.
4 k. 81 de farine d'orge. (*H^y Stephens.*)

Le nettoyage des porcs avec de l'eau chaude et du savon accélère l'engraissement, et, après la première épreuve, ces animaux se complaisent dans cette opération.

Ainsi, dans l'expérience de M. John Dudgeon, citée plus haut, dans laquelle les accroissements furent de 399 grammes et 222 grammes par tête et par jour, les porcs avaient été fréquemment lavés ainsi ; ce qui, d'après l'expérimentateur, les fait plus rapidement profiter, car cette opération les rafraîchit et aiguise leur appétit.

Pendant le temps de son engraissement, le porc reste couché et dort une partie de son temps ; nulle autre créature ne montrant *« un amour du repos »* aussi prononcé en toutes ses actions ; et, du reste, cette indolence est le meilleur signe de leur heureuse condition et de leur facilité d'engraissement. Les effets opposés de l'*activité* et du *repos* sur la condition physique des êtres vivants sont ainsi constatés par Liebig : « Jamais d'excès de carbone, sous la forme de graisse, n'est remarqué dans le Bédouin ou l'Arabe du désert, qui montre avec orgueil au voyageur ses membres maigres, musculeux et nerveux entièrement libres de graisse ; tandis qu'on observe un grand embonpoint dans les malheureux habitants des prisons, qui ne sont pourtant nourris que d'une pauvre et faible ration... Et finalement l'engraissement exagéré se remarque dans les animaux domestiques élevés dans les conditions spéciales, et, parmi tous, le porc peut être cité comme le plus remarquable sous ce rapport. »

Dans quelques parties de l'Angleterre, aussi bien que sur le continent (dans le duché de Holstein, par exemple), les aliments donnés aux porcs sont toujours à l'état aigre. — Arthur Young recommande l'établissement de réservoirs d'une capacité suffisante pour contenir chacun 454 litres d'eau et 102 litres de farine, jusqu'à ce que ce mélange devienne légèrement acide. Cet auteur prétend qu'on ne doit donner la nourriture qu'en cet état, et que par suite « deux ou trois réservoirs semblables doivent être gardés en fermentation graduée, pour qu'aucun besoin ne puisse forcer à donner le mélange avant qu'il ne soit convenablement aigri. La différence en profit entre cette alimentation et celle qui se compose des grains entiers ou même broyés est si grande, que quiconque essaie une seule fois le mélange aigri ne peut plus revenir à la méthode ordinaire. » L'acide ainsi produit par la fermentation de ces matières végétales paraît être l'acide *lactique*.

En Écosse, il n'est pas admis que les aliments des porcs doivent être aigres, acides ; et, bien que l'animal savoure mieux un mets ainsi préparé, on ne l'adopte pas, pensant qu'il vaut mieux donner les aliments dans l'état le plus *sain*.

Et même l'auteur célèbre cité précédemment émet involontairement quelque doute sur ce sujet, car il dit : « Une soupe de pois est *cependant* un excellent aliment pour les porcs, aussi bon que tous ceux que je connaisse ; — mais je ne l'ai pas suffisamment comparée avec la méthode indiquée ci-dessus (aliments aigres), *spécialement* lorsque ces aliments seraient donnés avec du lait aigri mélangé avec de l'eau chauffée. »

Après avoir mentionné que les aliments de porcs sont chauffés en Gascogne, et que cette pratique a été longtemps laissée de côté en Angleterre, puis reprise, il donne comme son opinion que « les soupes ou aliments liquides chauds sont certainement plus engraissants que ceux donnés froids ou même à moitié glacés en hiver. »

Dans le Mexique, les porcs sont engraissés exclusivement avec du maïs humecté.

M. James Scott, qui convertissait en fécule les pommes de terre qu'il récoltait en grande quantité sur sa vaste ferme, employait une partie des résidus pour la nourriture de ses chevaux, et une autre portion, avec pois en surplus, pour la nourriture de ses porcs, au nombre de quatre cents par année.

Les fermes à lait sont très-convenables pour l'élevage du porc au moyen des résidus de la laiterie en été ; mais, en hiver, tout ce qu'on peut faire, c'est de garder les truies mères en bonne condition, de façon à ce qu'elles puissent mettre bas au printemps.

Sur les fermes à grains et à pâture, on ne peut élever de porcs que pour l'usage de la famille.

Sur les fermes mixtes, les porcs peuvent constituer une portion des races régulières de ferme.

Les dénominations du porc à ses divers états sont les suivantes :

Cochon est le nom GÉNÉRIQUE.

La PORTÉE d'une truie s'appelle une *cochonnée*, une *ventrée*, une *litière*.

Les jeunes animaux d'ÉLÈVE sont d'abord des *cochons de lait*, puis, sevrés, de jeunes verrats (mâles) et de jeunes truies (femelles).

Les animaux adultes servant à la REPRODUCTION sont les *verrats* (mâles), — les *truies*; à ce dernier nom on ajoute les épithètes *portières*, — *nourrices*, suivant les cas.

Les jeunes animaux châtrés s'appellent *porcelets*.

Les animaux adultes châtrés sont des *porcs* ou *porcs d'engrais*. Les verrats et les truies sont châtrés après avoir servi pendant un temps plus ou moins long à la reproduction.

Un porc de bon engrais doit avoir le dos presque droit; mais une légère courbure de la tête à la queue n'est pas un défaut réel. Le dos doit être uniformément large et bien arrondi en travers tout le long du corps. — La chair, dans la longueur de l'épine dorsale, doit être ferme mais élastique (la peau la plus mince présente évidemment le plus d'élasticité). Les épaules, flancs et jarrets doivent être profonds perpendiculairement. — L'entrecuisse doit être bien rempli, les jambes courtes et les os de petit volume. — Le cou court, épais et profond, les joues rondes et saillantes; — la face droite, le nez fin, les yeux brillants et les oreilles pointées *droit*, la tête petite relative-

ment au corps. — Une queue tordue est un indice
d'un dos puissant. — Tous ces caractères peuvent

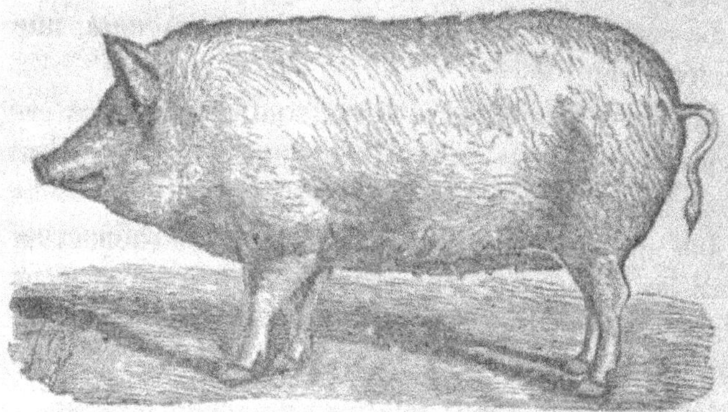

Fig. 21.

être observés dans le portrait de la truie donné dans
la *fig.* 21, bien qu'elle ne soit pas en état de graisse
et seulement en bonne condition. On les reconnaîtra
de même dans le jeune porc Hampshire représenté
fig. 22.

Un porc à robe noire ou pie est toujours noir dans
la peau, tandis que les robes blanches laissent voir
une peau d'un blanc rosé, beaucoup plus agréable à
l'œil.

La race de porcs qui montre la plus grande disposition à engraisser est la *chinoise pure*; mais l'excès
de cette qualité, empêchant un bon développement,
fait que pour cela même elle n'est pas bonne à conserver pure, et ne doit servir que pour des croisements. « Je n'ai jamais vu, dit M. H^y Stephens, une
race aussi bien partagée en chair et graisse que celle

due à lord Western en Essex. — Je pense qu'elle est un croisement entre la race d'Essex et la *chinoise*. J'ai reçu en présent de lord Panmure un verrat et une truie de cette race, qui resta la mienne pendant tout le temps de ma culture, et qui se maintint constamment en une haute condition, de façon qu'on pouvait les tuer à tout âge pour la table, et ils étaient aussi bons en jeunes qu'en vieux porcs. Ils étaient doux, indolents pour la marche, peu prolifiques, et pouvaient atteindre, lorsqu'on les conservait, un grand poids, compactes en forme et petits d'os et d'issues. Ils rendaient ordinairement une plus grande quantité de viande nette qu'on ne l'eût supposé avant leur abatage; quoique l'intestin fût petit, la proportion du filet était toujours grande et les jambons meilleurs que ceux qui furent jamais fournis par la Westphalie. »

CHAPITRE II.

Printemps. — Cochonnage.

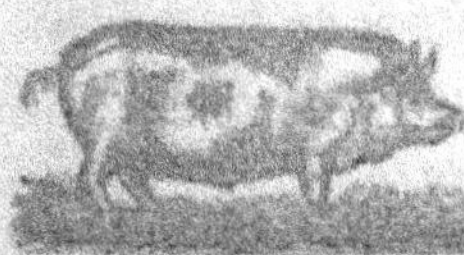

Fig. 22.

Lorsque sur une ferme il y a plusieurs truies portières, on doit diriger la reproduction de façon qu'une d'elles au moins mette bas sa *cochonnée* au commencement du printemps; sans oublier cependant, comme nous avons déjà eu occasion de le faire remarquer dans le chapitre précédent, que les jeunes porcs sont très-sensibles au froid, qui peut leur occasionner des maladies mortelles lorsqu'ils s'y trouvent exposés, ou du moins retarder leur croissance au point d'empêcher qu'ils n'atteignent leur maximum de grandeur. Toutefois ce retard n'empêche pas qu'ils puissent être engraissés.

La période de mars à septembre peut être considérée comme l'époque la plus favorable à l'accroissement des jeunes porcs.

Lorsqu'une truie présente les symptômes de la parturition, c'est-à-dire lorsqu'on observe l'élargissement et l'inflammation de la vulve, il est temps de préparer une loge pour la recevoir ; car le part peut avoir lieu soit un jour, soit même seulement une heure après. La durée de la gestation est de cent douze jours (trois mois trois semaines et trois jours d'après le dicton).

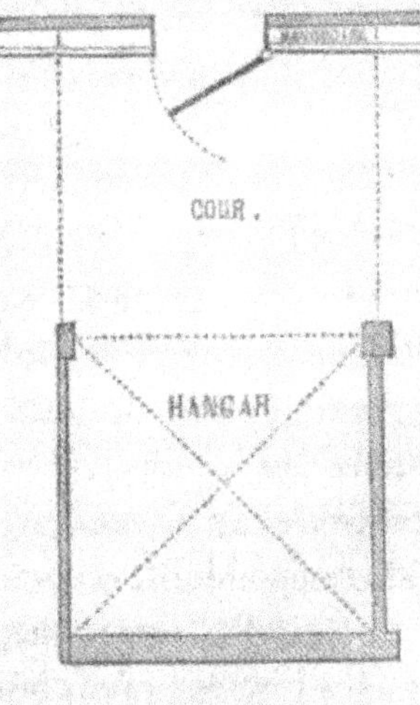

Fig. 23.

Le logement des truies, en Écosse, consiste en une cour intérieure (*fig.* 23), de 5 mètres 486 millimètr. de long sur 2 mètres 438 millimètres de large, fermée par une porte qui peut être semblable à celle représentée *fig.* 19, et une loge proprement dite de 2 mètres 438 millimètres de largeur sur 1 mètre 829 mill. de profondeur, couverte d'un toit, —

« *qui ne doit pas être conducteur de la chaleur, car alors*
la loge serait trop chaude en été et trop froide en hiver. »
— Cette disposition est la plus générale; mais une
autre beaucoup plus convenable pour la facilité de
surveillance de la truie et de ses petits est représentée *fig.* 24, et conviendra surtout lorsque plusieurs

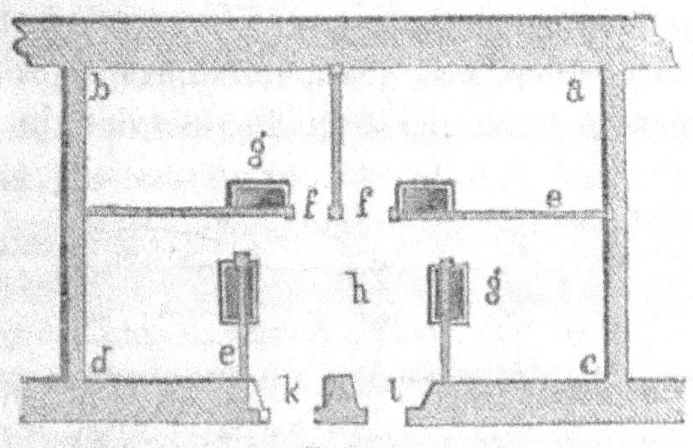

Fig, 24.

loges seront placées sous le même toit, et que le bâtiment de la porcherie sera construit *ad hoc.*

A, *b*, *c*, *d*, sont quatre loges dont les deux premières ont 2 mètres 285 millimètres sur 3 mètres
651 millimètres, et les deux autres 2 mètres 285 millimètres sur 2 mètres 438 millimètres seulement; —
elles sont séparées l'une de l'autre par des cloisons de
bois *e*, de 914 millimètres de hauteur. — On remar-
quera que les quatre portes *f* sont très-près l'une de
l'autre et ouvrent sur une espèce de vestibule *h*, du-
quel on peut remplir les auges et surveiller tous les
animaux.

La porte extérieure de ce réduit est en *k*, et en *l*
une fenêtre.

5.

Ces loges peuvent être rendues parfaitement confortables en plâtrant les murs et en les plafonnant; en disposant un ventilateur pour entretenir, sans courants directs et sans refroidissement sensible, un air constamment respirable; enfin en rendant le sol ou plancher parfaitement imperméable, en lui donnant une pente suffisante pour l'écoulement prompt des urines dans des rigoles souterraines se dirigeant à l'extérieur de la loge jusqu'au réservoir du purin le plus voisin. La *fig.* 25 représente une portion

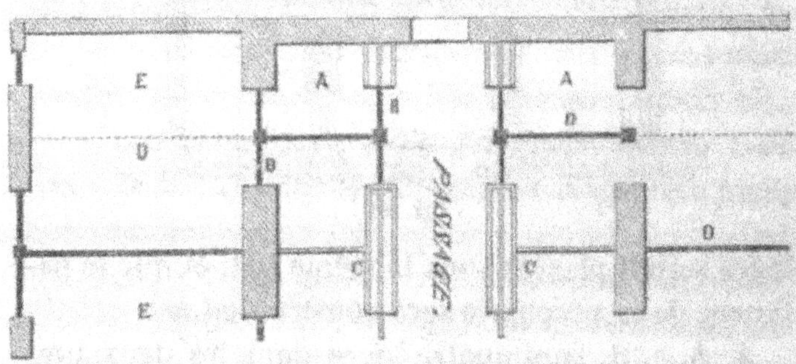

Fig. 25.

du plan d'une porcherie d'élevage; elle se compose d'un bâtiment contenant deux rangs de loges séparées par un passage par lequel la nourriture est apportée. — De chaque côté du bâtiment sont les cours. A A, loges; E E, cours; B B, portes au moyen desquelles on peut communiquer des loges dans les cours ou dans le passage de service; D D, cloisons entre les loges et les cours; C C, mangeoires.

La litière fournie à la truie mère doit être peu abondante et courte; telle que de la paille brisée ou des feuilles sèches, car les jeunes porcs sont exposés, en rampant dans une litière épaisse, à être étouffés ou écrasés par leur mère.

Lorsqu'une truie est en liberté au moment de mettre bas, l'instinct la pousse à rechercher et à porter en quelque coin reculé de la paille qu'elle amasse en un monceau où elle s'enterre elle même pour y déposer sa portée; alors il y a grande chance que quelques jeunes soient étouffés; mais, s'ils sont remarqués par la mère, elle les pousse soigneusement de côté avec son groin avant que de se coucher elle-même.

Quelques truies, parmi celles gardées en liberté, ont l'habitude d'errer à la recherche d'un lieu tranquille propre à la mise bas, soit dans un champ, soit dans un taillis ou un fossé desséché, soit au pied d'une haie ou d'un arbre. « Ainsi, continue M. H[y] Stephens, une truie manquait depuis quinze jours, sans que personne l'eût vu s'échapper ou eût pu découvrir sa retraite; enfin elle reparut un jour affamée à la porte de la cuisine, et offrant tous les signes d'une truie nourrissant ses jeunes; on découvrit sa retraite qu'elle cherchait à cacher : c'était un ancien fossé au pied d'une vieille haie d'épine à la distance d'environ 275 mètres de la ferme; elle s'était fait un nid de la paille ramassée dans le champ voisin, et avait vécu quelques jours des restes d'épis; mais la faim l'avait enfin conduite à la ferme. Si l'on eût voulu la fournir d'aliments, il n'y a pas de doute qu'elle ne fût venue chaque jour à la maison; mais on préféra emporter les gorets à la ferme, et ce ne fut même pas une affaire trop facile : la truie était devenue sauvage et entrait en fureur lorsque quelqu'un s'approchait de sa jeune famille, et les gorets eux-mêmes se laissèrent difficilement saisir ; à la fin, par l'aide des chiens de berger, qui prirent l'affaire comme un jeu, les petits furent mis dans une large corbeille et emportés à la ferme, où la truie les suivit.

« Une autre truie choisit pour demeure la partie basse d'un amas de pois dans lequel elle avait formé une large chambre intérieure, en ne conservant pour entrée qu'un trou. Il fut impossible de la déloger ; elle arrêtait les hommes et les chiens à la baie de sa chambre : on la laissa seule en cet endroit, où elle fit ses jeunes, qu'elle garda jusqu'à ce qu'ils fussent capables de courir au loin, et on lui apporta des aliments. Je ne mentionne ces exemples d'habitudes particulières de quelques truies domestiques que pour montrer la nécessité de renfermer la truie pleine lorsqu'elle approche de l'époque de la parturition, et surtout pour celles qui auraient pu manifester quelque tendance instinctive à courir à la recherche d'un nid. »

Connaissant le jour probable de la mise bas d'une truie, on doit la visiter fréquemment dans sa loge ; non qu'elle exige l'aide de l'homme pour l'acte de la parturition, comme une vache ou une brebis, mais pour s'assurer que tous les gorets seront saufs, et pour enlever immédiatement chaque petit mort, lorsqu'il vient ainsi, ou lorsqu'il est tué ensuite par une cause quelconque.

J'ai vu une truie de grande valeur qui mourut parce que son second goret se présenta par l'arrière, ayant une jambe postérieure pliée vers le dos, laquelle ne put être redressée naturellement au passage, et la mère ayant été négligée, ses parties enflèrent beaucoup. On essaya de lui sauver la vie par l'opération césarienne, et le goret fut extrait et vécut, mais ceux restant encore dans la matrice étaient morts ; et elle ne put elle-même survivre plus d'une heure, ayant été complétement épuisée avant l'opération.

Je ne veux pas dire que le cas soit ordinaire ; mais j'ai fréquemment observé des gorets venus par la tête et le train postérieur, présentés simultanément, non uniformément ainsi, mais assez fréquemment.

Les gorets premiers-nés sont les plus puissants, et les derniers les plus petits et les plus faibles, lorsque la cochonnée est forte ; mais la différence est très-peu marquée dans des mises bas de six ou huit jeunes. Les gorets les plus faibles sont difficiles à élever ; cependant, s'il reste des mamelles pour eux, ils ne doivent pas être abandonnés.

Parfois la truie fait plus de gorets qu'elle n'a de mamelles. M. H^y Stephens a vu jusqu'à dix-neuf gorets quand la truie n'avait que douze mamelles, et il cite une truie qui jamais ne faisait moins de dix-sept jeunes, bien qu'elle n'eût que quatorze mamelles (deux de plus que le nombre ordinaire). — Un aussi grand nombre de gorets peut être élevé à la main avec du lait de vache ; mais dans ces fortes *ventrées*, les jeunes étant généralement très-faibles, il en meurt souvent assez, dans l'espace d'un jour ou deux, pour que le nombre de mamelles suffise aux survivants ; s'il n'y avait qu'un porc en sus du nombre de mamelles, il pourrait obtenir du lait de la mère lorsque les autres petits seraient satisfaits.

Un jeune porc est de suite sur pied après sa naissance, et bientôt il trouve le chemin de la mamelle ; mais il ne peut tirer aucune nourriture jusqu'à ce qu'il plaise à la truie, ainsi que jusqu'à ce que la délivrance soit accomplie et la mère entièrement remise.

Beaucoup de truies sont très-malades durant la parturition et même quelque temps après ; ainsi, on observe que la peau de la bouche devient blanche et sèche, et que la respiration est pressée : à ceux qui ne sont pas accoutumés à voir une truie en cet état, il semble qu'elle va périr ; mais un peu de repos la remet assez vite, et alors elle se consacre entièrement à ses jeunes.

Il est nécessaire, comme je l'ai dit, d'enlever les gorets aussitôt qu'ils sont morts, quand il en meurt ; car quelques truies ont une odieuse propension à manger leurs propres jeunes lorsqu'ils sont morts, soit que la mort ait lieu à la naissance même, ou immédiatement après, soit qu'elle arrive par l'étouffement ou la compression des gorets par la truie elle-même.

M. Youatt conseille d'enlever tous les porcs aussitôt qu'ils sont nés, et de ne les rapporter qu'après
l'entière délivrance; mais il n'y a pas nécessité de
les enlever, si la loge est assez large et que la truie
soit surveillée jusqu'à ce qu'elle ait fait toute sa cochonnée.

Hy Stephens cite une truie qui n'était jamais ma-
lade dans sa parturition, et dont la propension à
manger chaque goret mort ou étouffé était telle que,
même durant la parturition, elle s'inquiétait de savoir, à mesure que chaque jeune naissait, s'il était
mort ou vivant; et, si mort, elle le mangeait immédiatement, eût-elle été approvisionnée.

L'arrière-faix doit être enlevé dès qu'il se présente, ce qui a lieu quelques minutes après la parturition.

Une particularité est montrée par les jeunes porcs,
très-différents des autres animaux en ce que chacun
d'eux adopte toujours la même mamelle.

Il est généralement observé que les porcs nourris
par les mamelles antérieures deviennent les plus
puissants.

Les truies veulent être flattées, suppliées avant de
donner leur lait. Les porcs font hautes prières et frottent la mamelle avec leur nez pour engager la mère
à se coucher; une fois cela fait, chaque porc prend
sa propre place. Après une bonne préparation de
cette sorte, le lait commence à venir en procurant à
la truie un doux assoupissement, et arrive aux bouts
des mamelles stablement et tranquillement, jusqu'à

ce que les porcs soient tous satisfaits, et alors assez souvent ils tombent endormis dans la position qu'ils occupent.

Les jeunes porcs sont de vives créatures, et qui s'ébattent passionnément tant qu'ils sont éveillés, mais ils sont grands dormeurs. Agés d'une semaine, leurs peaux sont propres, leur poil tendre et soyeux, et avec leur corps potelés et leurs yeux brillants, il y a peu de jeunes animaux plus beaux à voir dans une ferme. Ceux de couleur blanche paraissent les plus délicats et les plus beaux.

Lorsque la truie est remise du trouble causé par la parturition, ce qui a lieu après un temps plus ou moins long, suivant la constitution de l'animal, le premier aliment à lui donner est une sorte de boisson chaude composée de farine d'avoine délayée dans de l'eau tiède, assez claire pour servir comme boisson et assez substantielle pour soutenir la nouvelle mère. Si la truie paraît altérée et que le rétablissement complet se fasse attendre, une boisson de composition identique, mais plus claire, pourra être offerte une ou deux heures plus tard.

Les aliments ordinaires peuvent se composer de pommes de terre cuites avec un mélange de farine d'orge et d'avoine délayée; les repas doivent être donnés à heure fixe, le matin, à midi et à la tombée de la nuit, en y ajoutant les résidus de la cuisine. Ces aliments entretiendront convenablement la truie pendant l'allaitement; mais on doit se pénétrer du principe que, tant que la mère nourrit, elle doit recevoir abondance d'aliments si l'on veut qu'elle élève de bons porcelets. Si la saison est à la gelée, ou même seulement froide, l'eau doit être donnée légèrement chauffée; mais en douce saison printanière, et par suite aussi en été, l'eau froide est plus agréable à l'animal. Le mélange des aliments avec l'eau ne doit être ni assez clair pour que son absorption exige un temps trop long, ni assez épais pour être embarrassant dans la bouche, mais à un état moyen, ou de soupe ordinaire.

Quels que soient les aliments donnés à la truie nourrice, ils doivent être cuits, jamais crus; les végétaux doivent être cuits au four ou à la vapeur, et la farine doit d'abord être mise en pâte avec de l'eau chaude, puis mélangée avec les végétaux, et la ration entière rendue claire, comme il est dit précédemment.

La mangeoire qui reçoit les aliments doit être soigneusement lavée tous les deux ou trois jours en saison froide, et chaque jour, lorsque la température est notablement élevée.

La pratique commune est de ne jamais donner de sel aux porcs dans leurs aliments, dans la crainte de favoriser l'apparition de la gale. Une grande quantité de sel peut avoir cet effet. « Mais, dit M. H^y Stephens, je n'ai jamais vu un peu de sel produire aucun tort. »

Lorsqu'une truie nourrice laisse une portion de sa nourriture, on ne doit pas la lui présenter de nouveau, mais donner ce reste aux porcs d'engrais, ou aux gorets sevrés les plus âgés.

La farine de fèves est réputée favorable à la sécrétion du lait des truies.

La presque généralité des animaux de la race porcine, mâles et femelles, sont châtrés; ceux gardés pour la reproduction forment toujours une très-faible portion. La castration doit être faite avant le sevrage des jeunes animaux, lorsqu'ils ont de dix à quatorze jours.

Le mâle est châtré ainsi : l'opérateur le tient entre les genoux, incise le scrotum en travers de chaque testicule, et les fait sortir par la pression d'un doigt et du pouce; puis il coupe les cordons spermatiques.

La jeune femelle est traitée d'une manière différente : elle est tenue par un aide au bout d'une table basse, et l'opérateur lui fait dans le flanc une incision de 5 centimètres de longueur environ; il introduit un doigt dans l'ouverture, cherche et fait sortir les ovaires de la matrice et les coupe; — il ferme alors l'incision par un ou deux points avec une aiguille et du fil, et l'opération est achevée.

Il y a peu de danger dans cette opération pour les deux sexes. — En cas de rupture ou de hernie dans le mâle, désordres auxquels les porcs de certaines races sont très-sujets, il est nécessaire de coudre l'incision du scrotum, et de n'enlever les testicules qu'avec le plus grand soin pour éviter toute inflammation intestinale. — Les incisions dans les deux sexes guérissent facilement et promptement. L'opérateur doit avant chaque opération laver et essuyer avec soin l'instrument tranchant dont il se sert

Le prix habituel, en Écosse, est de 3 fr. 12 c. pour chaque portée, quel que soit le nombre des jeunes; en France, on donne au châtreur 10 à 25 centimes. — On attend quelquefois pour la castration jusqu'à l'époque où les jeunes animaux sentent leur sexe, c'est-à-dire vers l'âge de trois mois; les appareils de reproduction sont alors plus faciles à trouver, mais peut-être la guérison est-elle moins rapide qu'en les opérant plus jeunes, pendant qu'ils vivent encore du lait de leur mère, et les accidents peuvent être plus nombreux. Au lieu de couper les cordons on peut les séparer par torsion.

On ne châtre pas les jeunes réservés comme *cochons de lait.*

Sevrage. — Il est assez rare que l'on perde une truie des suites de la mise bas, mais elle peut être en grand danger par la fièvre de lait, et M. H^y Stephens doute qu'on puisse porter remède à cette maladie.

Les porcs laissés par une truie-mère peuvent être très-bien élevés à la main au moyen de lait de vache, et ils apprennent promptement à boire dans une auge basse où l'on met le lait fraîchement trait, à toutes les traites et même plus souvent. — Les jeunes porcs boivent si peu de lait à la fois qu'ils doivent revenir souvent à l'auge; celle-ci doit être bien stable pour n'être pas renversée dans les fréquents ébats de ces jeunes animaux. — Quelques-uns entrent même dans l'auge, ce qu'on doit empêcher autant que possible.

Les porcelets sont ordinairement sevrés à six semaines, mais il vaut mieux les laisser sous la truie jusqu'à deux mois, en nourrissant très-bien cette dernière. — M. Youatt donne les instructions suivantes pour le sevrage : — Les jeunes ne doivent pas être enlevés de la mère tout d'un coup, mais graduellement sevrés. — La première fois, on les sépare de la truie pour quelques instants chaque jour, et on les habitue par la faim à venir boire dans l'auge : alors ils peuvent être mis dehors une heure entière sans la mère, et puis après renfermés pendant que la mère est elle-même dehors. — Par la suite, on les laisse prendre les mamelles de plus en plus rarement, six fois, puis quatre, puis deux, et enfin seulement une fois ; — et, pour les empêcher de souffrir de cette décroissance, on augmente leur nourriture dans l'auge. — Au contraire, on diminue dans la même proportion les aliments de la mère. — Le sevrage se fait ainsi sans danger et sans mauvaises suites pour les jeunes ou pour la mère.

Quelques personnes conseillent de ne pas sevrer toute la portée d'une truie en même temps ; nous ne sommes pas de leur avis, à moins qu'un ou deux porcelets soient beaucoup plus faibles et plus petits que les autres. En pareil cas, si la truie reste en bonne condition, elle peut les garder une semaine de plus que les autres ; mais ceci doit être l'exception, et non la règle générale.

Nous tenons à faire comprendre que, tout en montrant la nécessité d'une alimentation bonne et abondante, nous défendons tout excès et tout stimulant, toute diète échauffante tendant à vicier les fonctions vitales, et souvent à faire naître les germes de futures maladies, sans jamais produire de chair bonne et délicate. — Un peu de soufre mêlé à la ration, ou une petite quantité de sel d'Epsom ou de Glauber, dissous dans l'eau, peuvent être cependant favorables.

Une truie ne doit pas être donnée au verrat avant que ses jeunes ne soient sevrés, mais aussitôt que possible après cette opération terminée, soit dans la huitaine ou la quinzaine suivante. Pour obtenir promptement *la chaleur*, on doit nourrir la truie avec de l'avoine brisée ou mise en farine, jusqu'à ce qu'elle porte le verrat. — Les symptômes de chaleur dans une truie sont la rougeur et l'élargissement de la vulve : aussitôt qu'elle est remarquée, on doit donner le mâle. Si la porcherie est assez importante pour entretenir un verrat, l'accouplement est aisément et promptement obtenu, et une seule saillie est parfaitement suffisante pour assurer une portée. — Quand il n'y a pas de verrat dans la ferme, on doit conduire la truie en chariot et la laisser quelques jours avec le mâle pour être certain de la réussite.

Une truie qui peut élever dix porcelets et faire cinq portées pareilles en deux ans est un animal très-profitable, et mérite d'être gardée et bien soignée. — Au prix de 12 fr. 50 c., prix le plus bas auquel un fermier, en Écosse, doit estimer un porc après le sevrage, une truie de cette qualité donnerait un produit brut de 625 francs en deux ans.

CHAPITRE III.

Eté. — Elevage et entretien.

Les porcs doivent être vendus avant le mois de mai, et les animaux restants gardés en bonne condition durant l'été.

Le trèfle, les vesces, les orties et autres aliments verts sont plus convenables pour l'entretien simple que pour l'engraissement; et les premières portées du printemps pourront ainsi être gardées tout l'été en bon état d'accroissement, pour être prêts à l'engraissement en automne ou en hiver.

La truie ne doit pas recevoir le verrat après le mois de mai ou la première quinzaine de juin, car ses jeunes ne pourraient pas atteindre, avant l'hiver, une grandeur suffisante pour être engraissés en cette saison.

C'est surtout en hiver que l'on peut remarquer le bon effet des cours annexées aux loges. Ces cours doivent être plantées de sureau pour procurer de l'ombrage. Une mare à portée de toutes les cours est aussi de première nécessité.

Les porcelets nouvellement sevrés sont placés dans une cour spéciale, à hangar, que l'on pourrait appeler *cour de sevrage*, et dans laquelle ils reçoivent leurs aliments, qui doivent être très-nutritifs : le hangar doit être bien fourni de litière, et la cour soigneusement nettoyée chaque jour des excréments.

Si le sevrage a eu lieu tout au commencement de la douce saison, la plus grande portion des aliments donnés aux jeunes animaux doit être chaude; ou du moins, si la saison est assez chaude pour donner la ration froide, les aliments qui la composent seront toujours cuits, tant que les gorets seront dans cette cour.

Pour prévenir les indigestions que pourrait causer la surabondance des sécrétions acides dans l'estomac, ce à quoi les jeunes porcs sont très-exposés, un peu de sel doit toujours être mêlé à leurs aliments.

Une auge d'eau propre doit être placée dans la cour, afin que les jeunes animaux puissent boire à leur volonté. Au besoin, cette auge peut recevoir des lavures de vaisselle, etc.

Si une portée est complétement sevrée avant que la première ait quitté la cour de sevrage, toutes deux peuvent être placées ensemble; mais elles doivent recevoir séparément leur rations dans des mangeoires placées aux deux côtés opposés de la cour. Chaque troupe se gardera elle-même, si elles sont entretenues toutes deux avec abondance d'aliments, comme on doit le faire pour les jeunes animaux achevant leur sevrage. Si les portées diffèrent trop en force, et que l'on craigne des querelles, la plus jeune portée devra être placée dans une loge séparée, une loge inoccupée de truie-nourrice, par exemple; car il est probable qu'elles ne sont pas toutes deux occupées en même temps; à défaut d'une de ces loges, on choisira toute autre disponible et bien située.

Lorsque les aliments verts deviennent abondants, vers le commencement de juin, les plus avancés des gorets doivent recevoir un anneau dans l'extrémité supérieure du nez pour les empêcher de *fouger*; et alors ils peuvent être mis dehors, durant le jour, dans les champs en friches, enherbés, en leur donnant quelques aliments dans leur cour, avant qu'ils n'aillent aux champs, et lorsqu'ils sont de retour le soir.

Etant ainsi conduits dans les champs et gardés les premiers jours, et non incommodés par les chiens, les jeunes porcs s'y rendent bientôt volontairement le matin, y restent pendant le jour, paissent, puis reviennent de bonne heure au logis; car les porcs aiment à retrouver leur litière vers la fin de l'après-midi, même dans les jours les plus longs et les plus chauds de l'été. Malgré leur prompt retour au lit, les jeunes porcs sont loin d'être aussi matineux que les poules.

La pratique usuelle, en quelques lieux, consiste à garder les jeunes porcs constamment dans les cours durant tout l'été et à les y entretenir régulièrement d'aliments verts ou autres. Ces animaux profitent sans doute d'un pareil traitement, mais non aussi bien que lorsqu'ils sont en liberté dans la ferme et à paître dans les champs; leur viande n'est pas aussi bonne; elle manque de fumet, et la graisse est en trop forte proportion par rapport au maigre. Une bonne race de porcs est toujours bonne à tuer, lors même qu'elle est ainsi abandonnée à elle-même, à la recherche d'aliments non utilisables autrement, et qu'elle ne reçoit qu'une faible ration au logis, matin et soir. Nourris en liberté, les porcs de bonne race donnent toujours une chair plus délicate à tout âge et peuvent être tués pour le besoin en tout temps, sans qu'ils aient besoin d'une nourriture spéciale de préparation.

Comme il est reconnu par la plupart des fermiers qu'il n'est pas d'une bonne administration de garder plus de porcs dans une ferme qu'elle n'en peut comporter, il est nécessaire de déterminer quel en doit être le nombre ; et, comme il est difficile de le fixer pour chaque cas particulier, quelques observations sur les différents modes d'aménagement des *portées*, lorsque les cochons de lait sont sevrés, doivent trouver place ici et présenter une certaine utilité. Pour éclairer ce point, il est nécessaire de poser d'abord quelques principes ayant rapport à ce sujet.

Une truie doit toujours être soit *nourrice*, soit *portière* ; car si elle est abandonnée en recherche du verrat, — en saison, — au lieu d'accroître, elle perd en poids. Toutes les truies doivent être gardées en bon état, soit qu'elles portent, soit qu'elles nourrissent ; car une truie mal nourrie ne peut ni mettre bas ni nourrir de forts gorets. — Le nourrisseur ou éleveur de porcs, ne peut jamais trouver avantage à laisser coucher ses truies le *ventre affamé*.

La truie qui met bas le plus grand nombre de gorets et de la meilleure conformation, si elle est bonne nourrice et soigneuse de ses jeunes, doit toujours être préférée pour la reproduction, toutes choses égales d'ailleurs.

Lorsqu'une truie vieillit, elle peut devenir nonchalante envers ses gorets : trois ou quatre ans sont à peu près la limite de service d'une truie comme reproductrice ; on l'engraisse ensuite.

Les porcs, bien que nourris d'aliments verts en été pendant le jour, doivent néanmoins recevoir une boisson d'eau et farine, ou pommes de terre, ou de petit-lait, chaque matin et chaque soir.

Il y a deux manières d'élever les porcs dans une ferme. La première consiste à garder un grand nombre de truies et à vendre les gorets aussitôt qu'ils sont sevrés, c'est-à-dire à six ou huit semaines ; l'autre consiste à n'avoir qu'un très-petit nombre de truies et à élever les porcs jusqu'à ce qu'ils soient d'une grandeur convenable pour la vente, comme lard et comme jambons. L'adoption d'un de ces plans dépend de la demande des marchés dans la localité. —Si la demande générale est pour porcs récemment sevrés, le plus grand nombre de truies devra être conservé et sera profitable, puisque les porcs n'auront jamais à être maintenus sur d'autres aliments que le lait de leurs mères ; mais il peut se présenter quelque difficulté, par suite de la grande quantité d'aliments à préparer journellement lorsque les truies allaitent ; et la vente des produits est limitée à celle de porcs du premier âge.

Dans la seconde méthode, les truies ne sont nourries d'aliments spéciaux que pendant le temps de l'allaitement; et le fermier a le choix, non-seulement de vendre les porcs nouvellement sevrés, mais encore à des âges variés, suivant les goûts ou les demandes des acheteurs. Ainsi, supposons que deux truies soient maintenues dans cette deuxième méthode d'élevage et qu'elles mettent bas quarante jeunes dans l'année : on pourra conserver quatre de ces animaux pour jambons, et deux autres pour porc salé, pour l'usage du fermier et de sa famille, et vendre trente-quatre porcs chaque année; on peut les estimer, en moyenne, de 25 à 32 kilogrammes, à 1 fr. 10 c. le kilogramme : le produit des deux truies serait donc de 935 à 1,200 fr., outre les six porcs gardés pour la consommation du ménage. Or, il est facile de comprendre que ces trente-quatre porcs courant dans les cours en hiver, mangeant quelques pommes de terre ou des racines, paissant dans les champs en été, ne coûtent pas beaucoup à élever au poids le plus demandé par les engraisseurs; et, dans l'état ordinaire, ils seront assez gras pour être vendus, et donneront une viande saine.

Deux truies nourrices peuvent être aisément maintenues avec leurs produits sur une ferme de 200 hectares; sur une ferme plus petite, une truie suffit; mais les circonstances déterminent d'une manière plus précise le meilleur nombre. Sur les fermes dont la spéculation est le lait, un grand nombre de truies peut être gardé. Une remarque de M. Hender-

son sur ce sujet est digne d'attention, en ce qu'elle montre l'avantage de pouvoir choisir son temps dans l'élevage des produits des truies. « Toutes les fois,
« dit-il, que les fermiers ont la possibilité de vendre
« leurs porcs en toutes saisons, ils ne pensent pas
« qu'il soit nécessaire d'amener les portées à une
« saison précise; et, comme ils souhaitent avoir un
« lot de certain âge à engraisser régulièrement au
« moins chaque mois, — en automne, hiver et prin-
« temps, — ils préparent les porcs pour le marché
« avec une faible dépense, en leur donnant seule-
« ment une bonne nourriture deux ou trois semaines
« avant l'époque de leur vente. »

Les porcs destinés pour salaison seulement ne de-mandent même pas cette addition de nourriture; mais à ceux vendus pour les jambons il faut une nourriture spéciale et plus coûteuse. « Les fermiers, observe Henderson, ont très-peu à s'inquiéter de la vente, car il y a continuellement des marchands qui parcourent la contrée, marchandant les porcs de tout âge et de tout poids et les paient comptant. »

Le porc, comme on sait, est omnivore; et cette propriété fait qu'il se maintient aisément et sert beaucoup dans une ferme. — « Les cochons, bien
« qu'excessivement voraces, dit encore Henderson,
« se nourrissent presque de rien. » En terres maréca-geuses, ils dévorent les joncs, les fougères, les gre-nouilles et les vers. Dans les pays secs et boisés, ils se nourrissent des fruits de l'aubépine, de prunelles, de pommes sauvages, de glands, de châtaignes, etc.,

et avec ces aliments, non-seulement ils se maintiennent, mais ils engraissent. Les porcs sont *les nettoyeurs nés de la ferme :* ils mangent les restes des vergers, des cuisines, les balayures des granges et greniers, les abatis des marchés, et, ce qui coûte davantage, les résidus de laiterie. S'ils sont près de la mer, ils recherchent sur la plage les coquillages Dans les champs, ils mangent l'herbe; dans les villes, les résidus des grains. Il est évident que cette facilité de se nourrir partout et de tout avec petite dépense est un bénéfice matériel, surtout dans les contrées où les peuples sont accoutumés à manger tous les jours de la viande, ou, à un autre point de vue, dans les lieux voisins d'un marché de porcs.

Il est aussi à observer que, malgré la facilité de nourrir les porcs et le grand nombre qu'on en élève, ils sont toujours à un bon prix.

Le porc doit, pour avoir une chair ferme, recevoir une bonne nourriture deux ou trois semaines avant d'être tué. Cette pratique est surtout à recommander à ceux qui nourrissent leurs porcs de résidus de distilleries, car le gras des animaux ainsi nourris fond et disparaît entièrement dans la soupe ou en rôtissant. Les pois et les fèves sont d'excellents aliments pour raffermir la chair, mais les glands sont ce qu'il y a de meilleur. — Dans les lieux où se trouvent des plantations de chênes, les porcs y peuvent être envoyés en automne et laissés jusqu'à ce que leur aliment favori soit épuisé. Plusieurs exemples prouvent que les glands donnent un degré surprenant de déli-

6.

catesse à la chair du porc. — On suppose que les jambons de Westphalie doivent leur saveur si renommée à ce qu'ils proviennent d'animaux nourris de glands.

Les porcs sont passionnés pour les truffes et les racines de la menthe commune des jardins.

CHAPITRE IV.

Automne. — Vente et engraissement

Les cultivateurs vendent assez habituellement leurs jeunes porcs, dans leur ferme même, aux marchands de cochons ambulants qui achètent, paient comptant, et conduisent au loin leurs troupeaux dans les grands marchés. Les poids ordinaires pour les animaux destinés à la consommation comme porc frais sont de 32 à 45 kilogrammes; et, en monnaie, un kilogramme de chair, à cette période, a plus de valeur que le même poids d'un porc plus avancé en âge : il y a donc plus de bénéfice à les vendre à cet âge. Quelques fermiers cependant préfèrent vendre eux-mêmes leurs porcs sur les marchés : alors il est nécessaire de leur donner une idée du mode de conduite à adopter pour mener les porcs jusqu'au marché ou à la station de chemin de fer la plus proche.

C'est une opinion commune que les porcs sont très-difficiles à conduire. Cette opinion, fondée sur l'observation, est vraie, mais cependant on peut convenablement faire voyager ces animaux en faisant appel à leur appétit : le conducteur, ayant un petit sac de fèves sous le bras, marche en avant, et de temps en temps en jette une poignée sur la route; son troupeau s'empresse à sa suite à la recherche de cet aliment précieux et désiré. Un vieux chien de ferme, suivant le troupeau, empêche aisément tout *écart* vers les champs; mais un jeune chien, par son trop de zèle et d'ardeur, incommode les porcs beaucoup plus qu'il n'aide le conducteur. Lorsque les porcs sont ainsi conduits pendant la saison chaude, ils doivent avoir la liberté de boire aux fossés ou ruisseaux qui se trouvent sur le chemin, ou à défaut arracher l'herbe fraîche sur les bords des routes.

Dans les champs de foire, on tient les porcs en place en leur jetant, à de courts intervalles, des poignées de fèves qui les forcent à se réunir en cercle; ou bien ils sont aisément retenus par quelques coups de baguette par derrière.

Vers la fin de septembre, on commence à mettre les porcs à l'engrais; nous avons traité ce sujet au chapitre 1er, *Hiver*. — *Engraissement*, page 56.

Pour juger d'un porc, il suffit de mettre en pratique la marche employée déjà pour le bœuf. En regardant la *figure* 26, on reste convaincu du rapprochement qu'il y a entre la forme

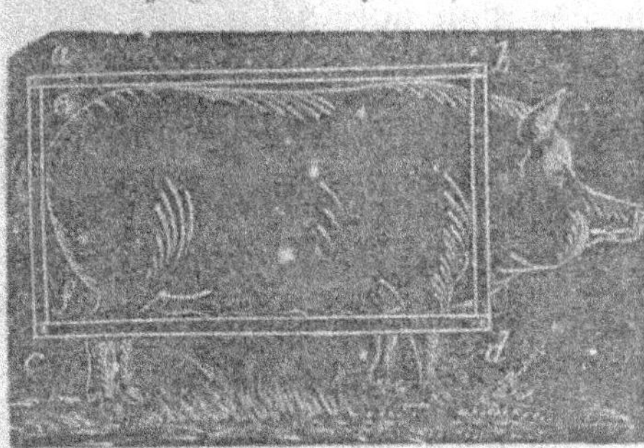

Fig. 26

d'un porc gras bien fait avec celle d'un bon bœuf.
— Le cadre rectangulaire en bois *a*, *b*, *c*, *d*, placé
contre le corps d'un porc, doit être à très-peu près
rempli, comme il doit l'être dans un bon bœuf. Les
seuls points de différence entre la forme d'un bon
bœuf gras et celle d'un porc d'engrais parfait se re-
marquent dans les quartiers d'arrière, lesquels, dans
le porc, tombent plus rapidement de *e* à la queue, et
de celle-ci à *f*, ou aux jarrets que dans le bœuf, dont
cette partie s'approche beaucoup de la ligne droite *a c*.

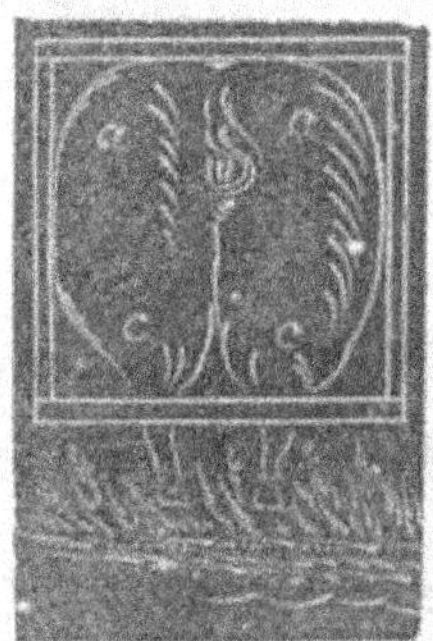

Fig. 27.

En regardant le porc, soit à l'a-
vant, soit à l'arrière, la carcasse
paraît plus ronde en forme que
celle du bœuf, le cadre carré y
étant appliqué (*fig.* 27) les vides
dans les angles entre le bois du
cadre et le corps
du porc sont plus
grands qu'ils ne
le sont dans le

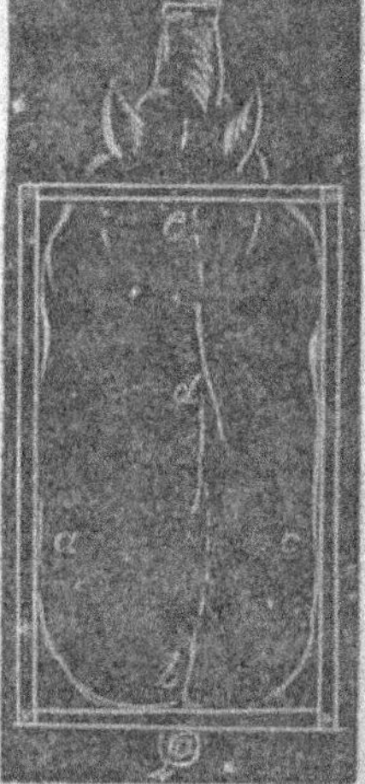

Fig. 28.

bœuf, *plus carré en forme*. En regardant de haut le dos d'un porc
(*fig.* 28), on observe que le corps
conserve sa largeur plus pleine-
ment des épaules aux hanches que
cela n'est remarqué dans le corps
d'un bœuf. En résumé, un bon porc
d'engrais a le corps cylindrique et
bien plein partout.

La main est d'un faible secours pour juger d'un

porc gras, dont la peau est généralement épaisse, toujours pleine, et cède difficilement au toucher; cependant, dans un bon porc, la peau et la graisse qu'elle couvre cèdent sous la pression des doigts et reprennent immédiatement après leur position par élasticité.

Le corps doit être bien couvert de longs poils couchés sur la peau.

Les épaules, les flancs, le dos, sont toujours bien remplis dans un bon porc.

(Cette partie est entièrement prise dans le *Book of the Farmer* de IID Stephens).

CHAPITRE V.

Résumé des précédents. — Calendrier du porcher.

OCTOBRE. — Les porcs adultes de réserve peuvent être nourris dans les cours ou les loges avec les betteraves et les carottes, etc., montées en graine dans les champs, et avec un peu de son, matin et soir, mêlé avec des racines cuites.

Les porcs d'engrais peuvent être nourris avec les petites pommes de terre provenant des champs et cuites, et recevoir une ration journalière de 2 kilogrammes 1/4 à 2 kilogrammes 3/4 d'orge ou de maïs; cette quantité partant du chiffre le plus bas et augmentant peu à peu suivant la grandeur de l'animal.

La truie ne doit pas recevoir le verrat pendant ce mois; car, sa portée étant de seize semaines, ses jeunes viendraient en hiver et souffriraient du froid. Les mises bas les plus printanières ne doivent venir que vers la fin de mars.

NOVEMBRE. — La conduite des porcs est en ce mois à peu près la même que dans le précédent : les porcs adultes sont nourris de racines cuites et de son, le matin, à midi et le soir ; les porcs d'engrais sont alimentés de navets, pommes de terre et de farine d'orge ou de fèves.

La truie peut être donnée au verrat vers la fin du mois ; les jeunes viendront à la fin de mars.

DÉCEMBRE. — On vend les porcs d'engrais. Les plus beaux parmi les adultes, réserve de l'année, de même que les truies ayant fait trois portées, sont mis à l'engrais pour combler les vides faits par les ventes. — Les truies peuvent être données au verrat pendant tout ce mois.

JANVIER et FÉVRIER. — Comme le mois précédent : donner une litière abondante ; — fermer les ouvertures.

MARS. — Les portées les plus précoces viennent vers la fin de ce mois. Les truies portières doivent être mises en loges confortables quelques semaines avant leur mise bas, et fournies abondamment d'aliments nutritifs et liquides — Rien ne leur convient mieux que des *carottes* ou *panais* cuits, mêlés avec 907 grammes à 1 kilogramme 360 de farine d'orge et avec le même poids de son tous les jours.

AVRIL. — Comme le mois précédent (sevrage des cochons de lait).

MAI. — Il est convenable de vendre tous les porcs gras avant ce mois, et les porcs adultes conservés en bonne condition durant l'été, avec trèfle, vesces et autres aliments verts, qui ne conviennent pas pour engrais, mais permettent aux animaux des plus précoces portées de s'accroître, de façon à être de taille à pâturer en automne, et à être engraissés l'hiver suivant.

Les truies peuvent être données au verrat pendant ce mois : — Leurs jeunes venant en septembre pourront atteindre une bonne grandeur, et être engraissés en hiver pour porc frais.

JUIN. — Continuation de la nourriture verte, et addition de quelques betteraves qui peuvent rester encore.

JUILLET et AOUT. — Comme le mois précédent.

SEPTEMBRE. — Les porcs peuvent être mis à l'engrais, les plus âgés pour *lard*, et les plus petits pour *porc*, vers la fin de ce mois.

MALADIES DES PORCS.

DE QUELQUES OPÉRATIONS. — *Bouclement*. Le porc ne doit jamais être mis dans un champ quelconque sans un anneau dans le nez. La propension des porcs à creuser pour chercher les racines et les vers leur fait retourner le sol avec leur groin, et un champ euherbé, ainsi traité par eux, présente une véritable scène de ravage.

La meilleure manière de *boucler* le porc est avec un clou du genre des clous de *ferrage*, qui sont en même temps durables et très-ductiles.

La tête du clou est alors passée dans un trou fait à travers le cartillage ou os du groin et le nez proprement dit, au moyen d'une alène ou autre instrument pointu, puis les deux pointes sont entrelacées solidement ensemble. Lorsque le clou est usé ou le trou déchiré, on peut en percer un nouveau.

Youatt indique comme le meilleur mode de procéder, lorsque le porc est jeune, de couper au travers de la partie supérieure du groin, où aboutissent les tendons des muscles releveurs. Cette opération n'a jamais besoin d'être recommencée, et le groin reste toujours moins puissant.

Pouls. — Le battement du cœur d'un porc peut être ressenti sur le côté gauche, d'où aussi le pouls peut être observé; ou bien de l'artère fémorale, qui traverse l'intérieur de la cuisse dans une direction oblique. Les pulsations sont de soixante-dix à quatre-vingts en une minute, lorsque le porc est en bonne santé.

Saignée. — « La manière la plus usitée de saigner un porc, dit Youatt, c'est de lui couper une portion des oreilles ou de la queue; on ne doit avoir recours à cette méthode que dans le cas de saignée pressante ou locale. Les veines jugulaires du porc sont situées trop profondément et trop bien entourées de graisse pour être facilement mises en saillie visible par une ligature près du cou; il est cependant utile d'essayer de les ouvrir; seulement c'est un peu au hasard. Les veines qui courent sur la surface intérieure de l'oreille, et spécialement vers son bord externe, peuvent être ouvertes sans grandes difficultés. Si l'oreille est couchée, le dos sur la tête, une ou plusieurs de ces veines peuvent être rendues suffisamment proéminentes par la pression des doigts sur la base de l'oreille vers la conque pour être ouvertes facilement. »

Lorsque la quantité nécessaire de sang a été obtenue, le doigt peut être levé et l'écoulement cesse. Les veines du palais qui courent sur chaque côté de la voûte de la bouche sont aussi aisément ouvertes en faisant deux incisions, une sur chaque côté du palais

environ à mi-chemin entre le centre de la voûte de
la bouche et la dent. Le jet de sang peut être aisément arrêté au moyen d'un plumasseau d'étoupes et
un cordon comme pour le cheval. La veine de l'intérieur de l'avant-bras peut être mise en saillie par une
ligature très-ferme faite juste au bas de l'épaule.

Moyens de prendre et de retenir un porc. — Hurtrel
d'Arboval recommande les moyens suivants : « Attachez une double corde au bout d'un bâton , et sous
ce bâton faites un nœud coulant à la corde ; attachez
à celle-ci un morceau de pain et présentez-le à l'animal : au moment où il ouvre la bouche pour saisir
l'amorce, saisissez la mâchoire supérieure et serrez
le nœud : l'animal est pris.

« Jetez un sac ou une toile sur la tête du porc, et,
pendant qu'il cherche à se débarrasser, saisissez-lui
une jambe de derrière. »

Youatt dit que, dans les moyens violents habituellement employés pour saisir le porc, les efforts qu'il
fait pour s'échapper peuvent lui causer plus de mal
que la maladie que l'on veut observer, ou à laquelle
on veut porter remède. Un vaisseau sanguin peut
être rompu dans ces efforts, et causer une mort
immédiate , ou du moins amener une inflammation
mortelle.

Breuvages pour potions. — Lorsque cela se peut, la
médecine à donner à un porc doit être mêlée à ses
aliments ; sinon , il faut l'administrer en boisson
comme il suit : Un homme tient fermement la tête

de l'animal entre ses cuisses sans le blesser ; un autre tient le train d'arrière ; alors le premier saisit la tête par le bas, la lève un peu et l'incline légèrement vers la droite et en même temps sépare les lèvres sur le côté gauche pour former une ouverture par laquelle le liquide est peu à peu introduit, en ayant soin de n'en donner à chaque fois que ce qui peut être avalé. Si le porc ronfle ou suffoque, la tête doit être relâchée pour quelques minutes, car l'animal pourrait être en danger.

CHAPITRE PREMIER.

Maladies externes.

Les maladies du porc sont assez peu nombreuses heureusement, vu la difficulté de leur administrer une médecine. « Le plus sûr moyen en beaucoup de cas, dit M. Stephens, est de les tuer lorsque de sérieux symptômes de maladies internes se font remarquer. »

MALADIE PÉDICULAIRE. — Les porcs sont, comme tous les animaux domestiques, infestés parfois de *poux (Hæmatopinus suis)*. — Celui du porc est décrit par les anciens naturalistes sous le nom de *pediculus suis*. Il est représenté *fig.* 29. La tête et le thorax d'une couleur rouille foncée, la première en forme de poire et rétrécie à l'extrémité par une ligne angulaire, et une sur cha-

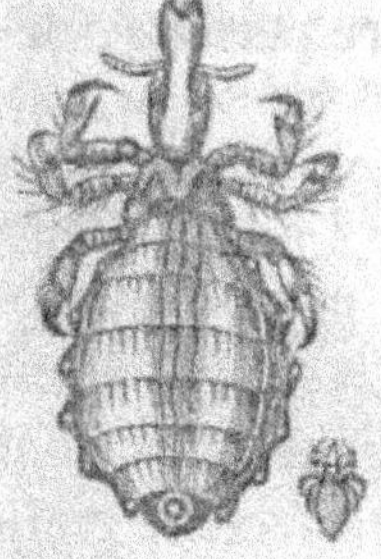

Fig. 29.

que côté avant les yeux : l'abdomen est large, plat et de forme ovale, d'une couleur jaune-gris-bleuâtre de frêne; de nombreux segments ayant un bord proéminent *corné* de chaque côté entourant une trachée; les jambes sont ocre-jaune pâle, les cuisses marquées de bandes foncées. La longueur est de 4 à 5 millimètres. Cette espèce de poux est généralement très-abondante sur les porcs, et particulièrement sur ceux importés d'Irlande. Ils paraissent abonder même sur des animaux propres.

« En se promenant, dit M. Denny, ce pou se sert de ses griffes et d'une espèce de crochet de *tibia* avec une si grande facilité (agissant comme un doigt et un pouce), qu'il a prise sur un simple poil. »

Le mâle est beaucoup plus petit, suborbiculaire et a les segments lobés. L'œuf est de 2 millimètres en longueur, couleur crème et élégamment chagriné, oblong et entouré par un couvercle qui se détache circulairement lorsque le jeune insecte est prêt à sortir.

L'huile, dans le commencement de la maladie, et l'onguent mercuriel, dans sa dernière période, détruiraient cet insecte.

ROUGEOLE. — Les porcs sont exposés à une maladie cutanée appelée *rougeole*, qui est considérée comme rendant la chair malsaine. « La rougeole, dit un écrivain, est très-malfaisante, quoique rarement mortelle; et, si elle n'est résorbée, elle affecte le grain de la chair, qui est alors d'une couleur fanée et piquée ou criblée de petits trous, ou distensions des fibres musculaires. Le commencement de la maladie se reconnaît à la langueur et au manque d'appétit, suivis de l'apparition de petites pustules dans le gosier avec des éruptions rouges, pourpres, plus distinctes après la mort que pendant la vie. A cette période, la maladie peut être arrêtée par une petite quantité de poudre d'antimoine cru mêlée aux aliments. »

Généralement parlant, même quand les animaux sont en santé, une petite quantité de nitre et de soufre mélangée de temps en temps aux aliments stimule l'appétit et doit prévenir la maladie : nous ne pouvons trop insister sur la nécessité de la propreté et d'une stricte régularité dans l'alimentation. Si ces derniers conseils sont suivis, ils feront plus pour conserver la santé que tous les spécifiques lorsque la maladie est une fois déclarée. Stephens assure qu'avec ce simple moyen il n'a jamais eu de porc affecté de vermine ou de maladie de peau.

Cette maladie affecte parfois les porcs. Son siége est quelquefois sous la peau. Ordinairement, on observe sur cette dernière de petites pustules pleines d'eau d'une couleur rougeâtre, et il y a fièvre, toux, décharge des narines et pustules sous la langue.

Elle est rarement fatale et cède à un traitement rafraîchissant, tel que sels d'Epsom et nitre ajoutés avec attention aux aliments.

La *lèpre* est une maladie très-grave de la peau, mais heureusement extrêmement rare en cette contrée.

La *gale* est beaucoup moins malfaisante dans le porc que dans les autres animaux de ferme : elle se présente quelquefois, et est caractérisée par une démangeaison et les autres symptômes ordinaires.

Le traitement consiste dans l'application d'une pommade sulfureuse, de l'eau de tabac ou de l'onguent mercuriel ; les frictions doivent être très-énergiques.

Le *rhumatisme* est une maladie très-fréquente du porc ; elle est causée par une loge humide et froide.

Le meilleur traitement est une dose de colchique de 12 à 32 centigrammes donnée chaque jour et continuée pendant trois ou quatre jours ; en outre, un purgatif.

Une maladie semblable à celle-ci, et qui en son pire état attaque les articulations et met l'animal très-bas, est quelquefois causée par la présence dans les aliments ou dans l'eau de sels de plomb.

Quelques eaux ont la propriété de dissoudre le plomb beaucoup plus facilement que d'autres, et cela peut être attribué à la présence d'un acide, tel que l'acide chlorhydrique par exemple, La vapeur, l'eau chaude et même l'eau distillée peuvent à la longue produire le même effet.

Le remède consiste dans l'enlèvement de la cause avant qu'il ne soit trop tard. Il est bon aussi de donner du sel d'Epsom.

Les porcs sont souvent exposés aux *éruptions maladives de la peau*, causées fréquemment par un haut état d'embonpoint.

La potion rafraîchissante formulée ci-dessous est d'un bon effet :

Chlorhydrate d'ammoniaque. . . . .   4 grammes.
Acide acétique. . . . .   23 1/3 gram.
Eau froide. . . . .   1 demi-litre.

SCROFULES. — Les porcs sont sujets à la maladie scrofulaire, particulièrement quand ils sont élevés trop délicatement, dans le but d'une amélioration continue de la race, surtout par la méthode *in and in*, c'est-à-dire par le choix des reproducteurs dans la même race ou famille, en conservant la consanguinité. Les tubercules qui poussent dans les poumons et au mésentère empêchent, dans la dernière période du mal, toute absorption du chyle des aliments ; par suite, l'animal décroit rapidement, et enfin meurt. Aucun traitement ne peut être de quelque secours. Les mesures propres à prévenir cette maladie sont seules utiles.

PETITE VÉROLE. — Cette maladie attaque parfois les porcs ; mais elle est extrêmement rare.

CHAPITRE II.

Maladies internes.

La structure intérieure du porc est, en de nombreux points, semblable à celle du corps humain. Animal omnivore, le porc a l'estomac spacieux et des viscères abdominaux propres à assimiler les

mêmes aliments que l'homme ; et il paraît destiné par
la nature à consommer tous les restes qui, sans lui,
seraient perdus et deviendraient des foyers pesti-
lentiels.

Quoique incapable d'extraire sa nourriture de gros-
sières matières végétales aussi bien que le bœuf et
le mouton, cependant aucun animal ne tire une aussi
grande quantité de matières nutritives des aliments
riches, aucun·ne croît en chair et en graisse aussi
rapidement que le porc.

Capable de prospérer sur la plus grande variété
d'aliments, il est cependant propre à engraisser rapidement, même avec une seule espèce alimentaire,
l'orge, par exemple ; et, tout en restant luxueuse-
ment en sa loge, uniquement occupé à manger et à
dormir, il résout la question qui a tant tourmenté les
chimistes et physiologistes, à savoir lequel du sucre
ou de la fécule est converti en graisse.

Il est parfaitement vain de rechercher lequel
de ces deux principes est la source de la graisse que
le porc acquiert si vite et en si grande quantité avec
la très-petite portion de matières grasses que la farine d'orge contient.

C'est un fait indubitable que cet aliment seul engraisse les porcs plus complétement que tout autre,
bien qu'il ne contienne que très-peu de graisse.
L'orge est, en effet, supérieur au tourteau de lin, qui
cependant contient deux fois plus de matières grasses
ou huileuses. Le maïs aussi, quoique peu riche en
éléments gras ou huileux, est très-engraissant :

4 hectolitres 36 litres suffisent pour engraisser un porc d'une grande taille.

Les maladies internes auxquelles le porc est sujet sont assez peu nombreuses; mais la difficulté d'observer les symptômes et le peu d'attention que l'on accorde habituellement à cet animal sont cause qu'elles s'aggravent rapidement, et sont par suite très-fréquemment mortelles.

Les organes digestifs sont très-souvent le siége de maladies : cela ne doit pas étonner, si l'on a égard au caractère vorace de l'animal.

COLIQUES OU SPASMES DES INTESTINS. — Maladie assez rare.

Les *symptômes* sont des douleurs subites et extrêmes.

Remèdes.— Une dose de teinture d'opium et esprit d'éther nitreux, de 1 gramme 1/4 à 10 grammes un sixième du premier et le double du dernier, suivant la grandeur de l'animal, mêlés avec quelques onces d'eau.

La saignée peut être aussi employée si la médecine précédente n'apporte pas de soulagement.

INFLAMMATION DES INTESTINS. — Plus fréquente que la maladie précédente; elle peut être aiguë ou ordinaire, bénigne, et est habituellement produite par des aliments insalubres.

Dans l'*inflammation aiguë*, la douleur est considérable, comme dans les coliques, mais sans intermittence; on remarque une forte fièvre et la perte de l'appétit. Les symptômes sont plus modérés dans une inflammation ordinaire, qui cependant, comme la précédente, est une maladie très-dangereuse.

Le traitement consiste dans des saignées copieuses, si la maladie est aiguë. L'endroit le plus convenable pour l'opération est la veine située sur le côté de l'avant-bras; on tire de 60 grammes au moins à 900 grammes de sang, suivant la grandeur du porc. Si la veine intérieure du bras ne peut être ouverte, la queue peut être coupée; mais il est tout à fait inutile de ne prendre que quelques gouttes de sang. Les intestins doivent aussi être relaxés par des purgatifs huileux, tels que l'huile de lin; et, si la constipation existe, des lavements doivent être ajoutés aux remèdes précédents. Des bains sont très-utiles et très-convenables pour les petits porcs. Dans l'inflammation ordinaire, le calomel et l'opium combinés sont une excellente médecine : la dose est de 13 à 30 centigrammes de chaque.

Dans le cas de *constipation* sans inflammation d'intestins, il y a de nombreuses médecines. Le *jalap*, en dose de 5 centigrammes à 1 gramme 3/4 et de 4 à 8 dixièmes de gramme de scammonée, produisent un bon effet. Les sels d'Epsom et de Glauber et l'infusion de séné sont encore favorables; mais ils doivent être donnés sous forme de breuvage. L'huile de lin est un bon purgatif, que l'animal prend souvent volontairement; son action peut être accrue par quelques gouttes d'huile de *croton*, en cas de constipation obstinée.

La *diarrhée* n'est pas rare chez les porcs, et souvent elle est le prélude d'une inflammation, alors très-dangereuse ; on doit, par suite, ne pas retarder le traitement. La médecine suivante est très-convenable :

Poudre d'opium,.........	0 gr.	975 m.
Craie..................	7	084
Poudre de gingembre...	1	771
Eau de menthe poivrée.	113	352

Ces quantités suffisent pour 8 ou 10 doses, dont on peut donner deux par jour, tant que les symptômes subsistent. Si les excréments sont visqueux, une dose de sel doit aussi être donnée.

La diarrhée consiste en une excrémentation claire et visqueuse, mais non altérée, et provenant d'inflammation ou de congestion de la membrane muqueuse de l'intestin. On peut souvent prendre pour une diarrhée l'effet de quelques matières nuisibles dans les aliments ; dans ce cas, les symptômes disparaissent dans les vingt-quatre heures. Mais, si les symptômes persistent, on doit s'empresser de les arrêter ; car l'animal s'affaiblit et perd de sa valeur.

Le meilleur remède est le mélange appelé communément *cordial des veaux* :

Craie préparée............	28 gr.	34 m.
Poudre de *caté-chu*......	14	16
Poudre de gingembre...	3	54
Poudre d'opium..........	0	88

Mélangés et dissous dans un peu plus de 1|2 litre d'eau de *menthe poivrée.*

Suivant la grandeur de l'animal, on lui donne deux fois par jour de 15 à 30 grammes de cette préparation, et l'on doit apporter une stricte attention à l'alimentation, avec des farineux secs autant que possible.

M. Youatt dit dans une note qu'il a été informé par M. Horsefiel que les cochons de lait gardés dans des porcheries pavées sont sujets au flux blanc, maladie d'intestins très-préjudiciable à leur croissance. Pour prévenir ou soulager ces jeunes animaux de cette affection, on doit parsemer l'intérieur de la porcherie avec une bonne quantité de terre fraîche, qu'ils mangent avec avidité, et qui les conserve dans de bonnes conditions.

M. H^y Stephens pense qu'il devait y avoir, pour cette maladie, une autre cause que l'existence d'un pavé dans la porcherie : « Car, dit-il, mes truies ont « toujours élevé leurs jeunes dans des loges ainsi « pavées, et je n'ai jamais observé un seul cas de « flux. »

MAL DE RATE. — La rate est sujette à plusieurs maladies, telles que *rupture et inflammation*. La première est fatale, et la dernière très-dangereuse.

Les symptômes sont obscurs; mais cependant on peut indiquer le vomissement, la toux, la salivation écumeuse et le grincement des dents. La saignée et la purgation constituent le traitement le plus convenable, quoique les probabilités de succès soient assez faibles.

CHUTE DU RECTUM. — Cet accident, ou mieux cette maladie est très-fréquente chez les jeunes porcs, et souvent elle est fatale. Elle est plus commune chez les porcs gardés dans des loges, et spécialement chez ceux nourris d'aliments riches en gélatine, que parmi les porcs vivant à l'air libre et grossièrement nourris. Cette maladie peut aussi provenir de violence.

Traitement — L'animal doit être tenu proprement et tranquillement, et mis à la diète, sauf un peu de lait, afin que l'intestin puisse être à peu près vide avant le retournement du rectum. Le porc étant bien contenu, l'anus doit être lavé et le rectum soigneusement retourné et enfoncé suffisamment, puis retenu là par un fort fil plusieurs fois doublé et solidement noué. Nul aliment solide ne doit être donné pendant plusieurs jours ; l'animal recevra seulement un peu de lait.

PHTHISIE PULMONAIRE. — Cette maladie affecte les porcs. Elle est causée par la négligence et l'exposition au froid et à l'humidité. L'animal devient maigre, son poil se hérisse ; la peau paraît comme collée aux côtes ; une toux obstinée par accès subits ; le nez se décharge fréquemment, et des grossissements de glandes apparaissent autour du cou.

La dissection montre les poumons tuberculés. Ce n'est que dans la première période de la maladie seulement, suivant M. le professeur Dick, qu'un traitement peut réussir ; mais l'espoir de guérison est bien faible. (Hy Stephens.)

Inflammations de poitrine ou de poumons. — Cette maladie n'est pas rare chez le porc, et est fréquemment produite par les loges froides et humides où on le force à vivre. Soit que la maladie se présente sous l'aspect de pleurésie ou de bronchite (la première annoncée par la douleur, et la dernière par toux et expectoration), la saignée est le traitement qui convient, quoiqu'elle soit plus spécialement nécessaire dans le cas de pleurésie. Ces maladies ont pour symptômes une respiration accélérée, la fièvre et la diminution de l'appétit.

En outre de la saignée, l'intestin doit être légèrement dégagé par une faible purgation, et la médecine suivante administrée une fois chaque jour :

Calomel.................... 6 à 18 centigr.
Tartrate d'antimoine.... 6 à 18
Nitre.................... 1\|3 à 4\|3 de gr.

Après une ou deux doses, le calomel peut être exclu. Quand la maladie est bien caractérisée et l'animal précieux, un vésicatoire peut être appliqué sur la poitrine.

Catarrhe ou froid. — La toux et des décharges du nez sont les principaux symptômes; les soins et le repos, dans une bonne loge, ont bientôt guéri l'animal; mais, dans quelques cas graves, il est bon de donner la médecine suivante :

Poudre d'antimoine. de 13 à 49 centigr.
Nitre................. de 65 à 195
Digitale............. de 6 1\|2 à 13

Ce mélange doit être donné pendant plusieurs

jours. Quelquefois cette maladie s'étend aux poumons et devient une *bronchite* qui présente du danger.

En outre du traitement ci-dessus, l'animal doit alors être saigné et recevoir une friction stimulante sur la poitrine.

Esquinancie.—Cette maladie attaque généralement les porcs gras; si elle n'est arrêtée, l'animal périt par suffocation. Le gosier enfle beaucoup, la respiration et le pouls sont accélérés, la langue est pendante et baveuse, et la gangrène suit bientôt. Le traitement doit être prompt, immédiat : ce sont la saignée et la purgation, avec des potions rafraîchissantes; l'enflure peut être poncturée (percée) avec avantage, et l'on place des sétons.

Les Maladies des organes urinaires sont assez rares chez le porc.

L'inflammation des reins est extrêmement rare. Quand elle paraît, on doit l'arrêter par de copieuses saignées, médecines apéritives, et un bain chaud.

L'inflammation de la vessie doit être traitée de la même manière; on doit, en outre, donner une dose d'opium pour diminuer l'irritation.

Inflammation du cerveau. — Cette maladie attaque quelquefois les porcs et se reconnaît par l'affaiblissement de la vue, qui peut aller jusqu'à la cécité, et parfois de violentes convulsions. D'actives saignées et la purgation sont les remèdes convenables.

Épidémie. — Maladie souvent très-fâcheuse.

Symptômes. — L'animal boite; il ressent une douleur entre les ongles ; on remarque une inflammation de la substance contenue entre l'os et la corne à un degré tel, que le pus s'y forme parfois et le sabot tombe. Il y a forte fièvre.

Le traitement consiste dans l'administration d'une dose de sel d'Epsom intérieurement, et dans l'application aux pieds de quelque astringent, tel qu'une dissolution saturée de sulfate de cuivre ou de zinc.

CHAPITRE III.

Abatage et emplois du porc.

§ 1. — MANIÈRE DE TUER LES PORCS.

Le moyen le plus rapide et le plus doux est le meilleur à employer pour tuer le porc, comme pour tout animal domestique. Le plus simple et le plus aisé consiste à se servir d'une espèce de marteau ayant un manche de 1 mètre environ de longueur, et, au lieu de la tête plate ordinaire, une pointe d'environ 8 centimètres de long. Avec cet instrument, l'opérateur porte un coup sur le bas du front, de façon à pénétrer jusqu'au cerveau ; le porc cesse immédiatement de vivre. Aussitôt l'opérateur ouvre l'*aorte* et laisse couler le sang : le travail est fini. De cette façon, un grand nombre de porcs peuvent être tués en quelques minutes.

Le porc doit ensuite être échaudé dans une cuve, mais il faut éviter de le faire bouillir, ce qui est défectueux ; on ne doit chauffer qu'au degré voulu pour que le poil soit facilement enlevé : la peau est en ce moment entièrement ratissée. On pend alors l'animal dans un lieu frais, on l'ouvre et on retire les entrailles ; la carcasse est alors nettoyée et laissée ainsi 12 ou 15 heures ou plus, suivant le temps que peut exiger la préparation ; si le porc est destiné à la salaison, 48 heures sont nécessaires et ne peuvent donner aucune crainte en lieux bien frais.

Avant de tuer le porc, il doit être gardé sans aliments au moins 24 heures, en lui fournissant cependant de l'eau à discrétion ; s'il est échauffé par la marche ou autrement, une diète plus longue est nécessaire.

Dans beaucoup de pays, la coutume est de flamber le poil ; voici par quelle méthode :

Les porcs sont d'abord frappés sur la tête, ordinairement cinq ou six de suite, puis immédiatement couchés de front sur une plate-forme, de façon que les cous pendent tous sur une auge préparée à recevoir le sang ; ils sont alors égorgés avec le couteau de la manière ordinaire ; et, tandis qu'ils saignent, un homme avec une fourche distribue une épaisse couverture de paille d'avoine ou de froment, puis y met le feu dans la direction du vent et prend soin que ce flambage se fasse également et sans écorcher la peau. — Le poil ainsi roussi est ratissé, et des jets d'eau chaude permettent d'approprier suffisamment la peau ; puis le porc est pendu et ouvert, comme il a été indiqué précédemment (*Cyc. of Morton*).

La saison la plus convenable pour les tuer est celle des mois froids de l'année ; la chair, pendant les chaleurs, ne peut devenir suffisamment ferme, et est sujette à être gâtée par les mouches avant que sa préparation ne soit achevée.

Lorsque l'animal doit être consommé comme *porc frais*, la saison où on doit le tuer est indifférente ; lorsqu'on veut en faire des jambons pour l'usage de la ferme, Noël est le meilleur temps.

En tuant les porcs, on doit apporter un grand soin à ce qu'ils ne reçoivent aucune détérioration par meurtrissure avant d'être achevés ; car dans les places meurtries, la chair est marquée d'une manière défavorable à la vente, et ne prend pas le sel. Cependant, comme nous venons de le dire, les bouchers négligent souvent cette précaution, en étourdissant les porcs par un coup sur la tête avant d'user du couteau, ce qui ne devrait jamais être souffert, en ce que ces coups rendent la tête presque perdue pour la préparation. D'autres bouchers plongent d'abord leur couteau dans la gorge du porc et le laissent courir et se débattre, jusqu'à ce qu'il tombe épuisé par la perte de son sang, ce qui est une pratique barbare. Les bouchers sont capables d'adopter toute pratique qui n'affecte pas l'apparence de la viande pour le peu de temps qu'ils l'ont en leur possession ; mais une telle pratique ne convient plus, lorsque les animaux sont destinés à être préparés et gardés un temps considérable pour l'usage d'une famille. « Ainsi, dit IP Stephens, j'ai vu un porc, prêt à être tué pour jambons, saisi par une jambe d'arrière par le boucher qui, par insouciance, laissa l'animal s'approcher d'un mur contre lequel, en se débattant, il se frappa et fut tué sur le coup, et, bien que saigné immédiatement, sa chair ne devint jamais ferme, et ne put prendre sa couleur propre. »

Voici une autre méthode qui demande plus d'habileté, mais qui n'a pas les inconvénients des deux premières :

Lorsque vient le temps de tuer les porcs, ils doivent être attirés de leurs loges doucement (*gently*) un par un et placés sur le dos, sur une couche épaisse de paille et gardés ainsi par des aides, tandis que l'opérateur, d'une main ferme, leur plonge un long couteau, bien affilé et bien pointu, au travers de la partie inférieure du cou, dans l'ouverture entre les côtes sternales et jusqu'au cœur, en ayant soin que la pointe du couteau ne dévie pas, pour manquer l'ouverture et aller s'engager entre l'os de l'épaule (*paleron*) et les côtes. Cette erreur, fréquemment commise en saignant les porcs, s'appelle *épaulage*, et a pour effet d'amasser une masse de sang sous les os de l'épaule, où il se coagule et ne permet pas que l'épaule puisse être préparée.

Avant le saignement, on prépare une grande quantité d'eau bouillante pour échauder les porcs, soit en les mettant dans une cuve, ou, à défaut, en leur jetant l'eau sur la peau et en ratissant le poil partout avec un couteau. Les sabots sont aussi alors enlevés. — Un autre mode consiste à flamber les porcs :

cette méthode est très en usage dans quelques parties de l'Angleterre, mais non en Écosse. — « Nul avantage, dit H^y Stephens, n'existe dans le *flambage*, qui puisse le faire préférer à l'*échaudage*, et il a le désavantage de salir la peau par la fumée de la paille et des poils brûlés. »

Le réseau gras et les entrailles sont enlevés et séparés, et la carcasse est pendue avec une traverse retenant le ventre ouvert. — Les entrailles sont lavées et conservées pour la confection des saucisses et du boudin. (H^y Stephens.)

§ 2. — PRÉPARATION DU PORC.

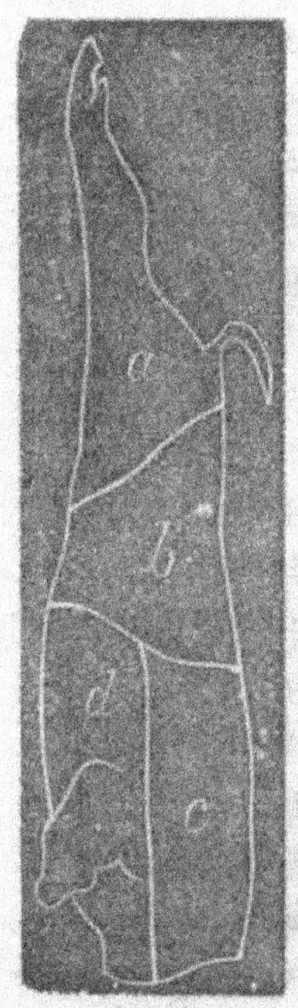

Fig. 30.

La carcasse reste dans la pièce où le porc a été tué jusqu'au jour suivant, où elle est divisée en deux parties égales, l'épine dorsale étant sciée dans le sens de sa longueur. — Si le porc est destiné à la salaison, les deux moitiés de sa carcasse sont découpées comme l'indique la *fig.* 30 ; c'est le mode écossais. Dans l'arrière-quartier, *a* est la jambe et *b* les lombes, les longes ou reins ; dans l'avant-quartier, *c* sont les côtes et *d* la poitrine. — La jambe *a* fait un excellent morceau de porc salé, et les reins *b* un succulent porc frais rôti ; les côtes *c* donnent une bonne pièce pour rôtis et aussi un plat délicat de côtelettes.

L'arrière-bout de *c* et la totalité de la poitrine *d* sont pour salaison.

La tête, fendue en deux, est aussi salée et considérée comme délicate, bien que le gras sur les joues soit cartilagineux.

Le mode anglais, pour découper un porc, est différent, et, en somme, plus convenable pour l'usage de la famille. La *fig.* 31 indique cette coupe : dans l'avant-quartier *a* est la maigre-côte, ainsi nommée parce que la chair et le gras en sont enlevés pour la salaison et les côtes rôties, et donnent ainsi un plat savoureux ; *b* est la main ou épaule destinée à la salaison ; *c* est le ventre, aussi pour salaison ou destiné à être enroulé, lorsqu'il est bien favorable pour farcir la chair ferme ; dans l'arrière-quartier *d*, l'avant, et *e*, l'arrière-lombe, sont tous deux meilleurs pour rôti, la partie *d* faisant aussi de bonnes tranches ou côtelettes ; *f* est la jambe coupée courbe pour la salaison. La tête, déjà fendue en deux, est encore divisée en deux parties aux gencives. — Le porc destiné à être rôti est meilleur lorsqu'il n'a qu'environ six mois, et une jambe de porc ne doit pas excéder 3 kilogrammes 17 décagrammes, ni être d'un poids moindre que 2 kilogrammes 72 décagrammes.

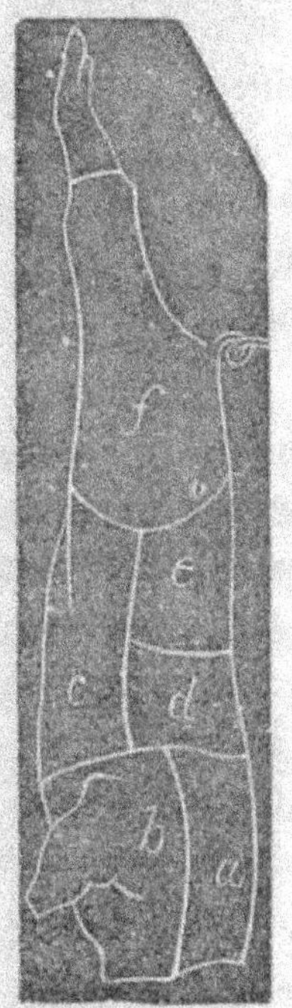

Fig. 31.

Appréciation de la viande de porc. — La meilleure viande est celle d'un porc jeune châtré. — Celle d'un verrat, vieux ou jeune, est toujours ferme, coriace, rougeâtre et d'odeur forte; le gras est grossier et dur, la peau très-épaisse et coriace, et si la chair est pincée entre les doigts, elle revient immédiatement. L'animal est jeune, lorsqu'en pinçant le maigre entre les doigts il rompt, et que la peau pincée entre les ongles en conserve les marques. Si le gras est mou, spongieux et charnu (*pulpy*), de même que le lard; si le maigre est coriace et que la peau soit si dure qu'elle ne puisse être pincée avec les ongles, l'animal est vieux.

S'il y a de petites glandes dans le gras, le porc avait la rougeole, et la chair est considérée comme malsaine, et les bouchers punissables, s'ils l'offrent en vente. La fraîcheur du porc peut être connue en mettant le doigt sous l'os, et à l'odeur. La chair d'un porc tué depuis quelque temps est suante et visqueuse; celle d'un porc récemment tué est fraîche et unie. Le porc nourri de résidus de distilleries n'est pas bon à être préparé pour garder, le gras étant spongieux. — Le porc nourri au lait est le meilleur. (Extrait du *Boucher expérimenté*.) Une bonne manière de s'assurer de la qualité d'une carcasse de porc est d'y enfoncer un canif de toute la longueur de la lame : si la résistance est forte et uniforme, la chair est bonne; si, au contraire, elle est irrégulière, détachée et *pulpeuse*, le porc n'a pas été bien nourri.

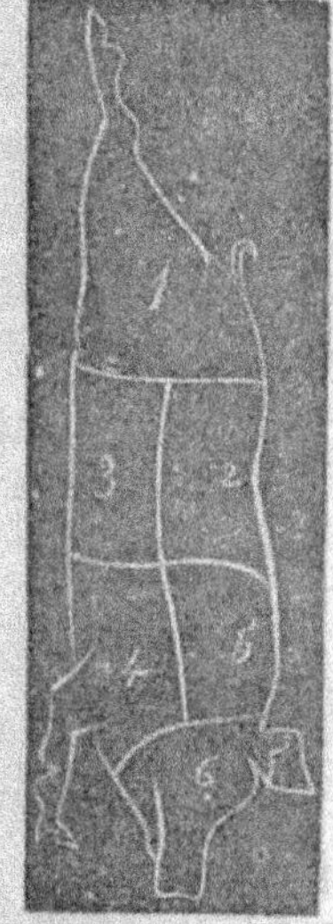

Fig. 32.

L'odeur retenue par la lame du canif indique si la chair est saine ou corrompue.

Découpage du porc. Les petits porcs dressés pour la table sont découpés dans plusieurs parties de l'Angleterre comme cela est représenté dans la *fig.* 32. Voici l'énumération des pièces des deux grands quartiers : QUARTIER D'ARRIÈRE : 1, la *jambe ;* 2, la *longe* ; 3, le *ventre* ; QUARTIER D'AVANT : 4, la *main ;* 5, l'intérieur, *échine* , dite quelquefois *maigre-côté* ; 6, le *cou.*

Les poids des divers membres d'un porc de 25 kilogrammes 400, sont :

La jambe. . . . . 3k.628.   L'échine 3k.174
La longe et le ventre 3   174.
La main. 2   721.   Le cou . { de 910
                                                  { à 360

§ 3. — PRÉPARATION DU LARD ET DU JAMBON.

La carcasse du porc, après avoir été suspendue une nuit au frais, est placée, sur le dos, sur un banc solide ou un établi, et la tête est séparée du corps dans la partie du cou joignant les oreilles : les pieds et le *gras interne* sont enlevés. La carcasse est ensuite partagée en deux de la manière suivante : les côtes sont coupées à peu près à un pouce (0,0254) de l'épine dorsale de chaque côté de cette dernière, avec les bouts des côtes y attachés ensemble avec la chair interne (filet) entre elle et les rognons, et la chair supérieure est enlevée dans toute la longueur des côtes. La portion de la carcasse ainsi détachée a la forme d'un coin. La largeur interne comprend celle de l'épine dorsale augmentée de chaque côté d'un pouce (0,0254) de côte diminué à environ un demi-pouce à l'extérieur ou à la peau qui est le long du dos.

Le sternum et les premières côtes, partie anté-rieure, sont aussi enlevés des côtés. — Quelquefois toutes les côtes sont découpées, mais alors pour des raisons indiquées ci-après : c'est une très-mauvaise pratique. Lorsque les jambes sont préparées séparé-ment des côtés, ce qui est généralement le cas, elles sont détachées de façon à comprendre l'os crochu. La carcasse du porc ainsi divisée est prête à être salée ; ce qui, dans les grands établissements, se fait comme il suit : le côté de la peau est frotté partout avec un mélange de cinq parties en poids de sel marin et une partie de salpêtre en poudre, et les parties coupées des jambons et des flèches couvertes du même mé-lange. Le lard salé, en paires de flèches enchevêtrées les unes dans les autres, est empilé sur des bancs légèrement inclinés et fournis d'auges et de tuyaux pour conduire la saumure à des réservoirs placés sur le plancher de la chambre à salaisons, pour être ensuite employée pour salaison de porcs pour la marine.

En cet état, le lard reste une quinzaine de jours,

ce qui suffit pour flèches coupées de porcs dont le poids de carcasse est moindre que 95 kilogrammes ; mais les flèches de plus forts porcs, à l'expiration de ce temps, sont bien essuyées et retournées en leur place dans la pile, ayant alors environ moitié de la première quantité de sel commun frais et sec répandue sur les parties internes et sur celles qui ont été coupées ; après quoi on les laisse encore huit jours sur les tables.

Les jambons étant plus épais que les flèches demanderont, lorsqu'ils pèseront moins de 9 kilogrammes, trois semaines dans la condition décrite ci-dessus.

La dernière préparation à faire subir au lard et aux jambons, avant de les porter au marché, c'est le séchage. On effectue cette opération en plaçant les flèches et jambons pour deux ou trois semaines en une chambre chauffée par des poêles ou dans des enfumoirs dans lesquels ils sont exposés pendant le même laps de temps à la fumée provenant de la combustion lente de la sciure du chêne ou autre bois dur. — Ce dernier mode a quelques avantages sur le premier, en ce que par-là la viande subit l'action de la *créosote*, huile volatile produite par la combustion de la sciure de bois, et qui est puissamment antiseptique. — Ce mode aussi, fournissant une épaisse couverture d'un vernis résineux, chasse l'air, non-seulement des muscles, mais aussi du gras, ce qui empêche tout à fait la viande de se gâter ; et les principales raisons pour condamner la pratique d'enlever les côtes des flèches de porcs destinés pour lard sont qu'en faisant ainsi, la viande devient piquante et désagréable dans le cours de la salaison, et, étant plus exposée à l'air, se gâte plus tôt et en plus grande quantité.

Nonobstant sa supériorité comme saveur, l'enfumage est désapprouvé par beaucoup de personnes ; c'est toutefois, en définitive, le mode le plus général de séchage adopté par les marchands préparateurs.

Une variété grossière d'acide pyroligneux, ou vinaigre produit par la distillation du bois, est quelquefois employée par suite du pouvoir préservatif de la créosote qu'il contient, et aussi pour ôter la saveur de la fumée. Sous ce dernier rapport toutefois, la saveur grossière du goudron se communique à la viande en place de celle de la fumée de bois.

Toutefois, le lard et les jambons salés en Irlande s'exportent de cette contrée en grande quantité, massés parmi le sel immédiatement après le salage, sans avoir été séchés d'aucune manière.

Dans le mode de salaison ci-dessus, le porc perd de 8 à 10 p. 100 de son poids, suivant la grandeur de l'animal et la qualité de la viande ; et une dernière diminution de poids de 5 à 6 p. 100 a lieu par le séchage durant la première quinzaine après l'enlèvement du sel ; de sorte que la perte totale en poids occasionnée par la préparation du lard et des jambons pour la vente au marché est, en moyenne, de 15 p. 100 du poids du porc frais.

Les grandeurs de lard le mieux préparé pour le marché d'approvisionnement de Londres sont en flèches pesant de 16 à 22 kilogrammes, — sec, et provenant de porcs de 63 1/2 à 89 kilogrammes en poids de carcasse ; et les jambons de 5 à 6 kilogrammes sec, provenant de carcasse de porc de 89 à 114 kilogrammes, sont les plus demandés dans la capitale. — Toutefois, dans beaucoup d'autres contrées le lard et les jambons d'un poids plus élevé que ceux ci-dessus sont autant demandés, sinon préférés. Pour consommation dans la ferme, le porc traité au logis et provenant d'une truie fortement engraissée avec farine d'avoine ou d'orge, après qu'elle a eu une portée ou deux, donne un lard supérieur à celui des plus petits et des plus jeunes porcs.

En Irlande, le lard est fait de porcs plus petits et plus jeunes, que les plus petits poids mentionnés ci-dessus, mais le mode de préparer est quelque peu différent de celui que nous avons décrit.

La carcasse est disposée et les jambons coupés et traités suivant la manière indiquée précédemment ; mais le traitement des flèches a lieu comme suit : Le total des os est enlevé des flèches, qui sont alors mises dans le sel pendant sept ou dix jours, suivant leur grandeur ; après quoi elles sont suspendues quelques jours pour sécher légèrement, puis elles sont roulées fermement avec la peau à l'extérieur, commençant avec la partie du ventre et finissant avec la longueur du dos comme la dernière couture. — Le rouleau est assuré par du fil retors tourné en spirale d'un bout à l'autre, les fils de la spirale étant à un demi-pouce de distance; après quoi, le séchage est complété, soit dans la chambre aux poêles, ou dans l'enfumoir. Quand un tel lard est destiné aux marchés écossais (particulièrement pour Glascow), les flèches sont quelquefois assaisonnées avec des épices et aromates, avant d'être roulées.

Une cause fréquente de corruption du lard lorsqu'il est préparé en petite quantité chez le fermier, c'est que, au lieu de garder la viande pendant qu'elle est en sel, d'une façon telle qu'elle puisse être fréquemment tournée dans la saumure et en un lieu froid, sec et bien ventilé, on la place sur des planchers de celliers humides et clos. Alors, si elle arrive par hasard à être bien préparée, elle est du moins sujette à contracter une mauvaise saveur de la paille fermentée sur laquelle elle reste. — Dans les grands établissements de préparation, les grandes piles formées par les flèches empêchent suffisamment l'accès de l'air et permettent d'éviter de retourner les pièces. — L'époque favorable à ces préparations est entre octobre et avril (J. E. *Cyc. of M.*)

§ 4. — RENDEMENT DU PORC.

La carcasse comprend : la tête, les pieds, la peau et la feuille ou doublure intérieure. Les abatis sont trèspeu de chose : poils, entrailles, mésentère, sang, qui varient avec la grandeur de l'animal. Voici un tableau des rendements de très-bonne race :

1 porc pesant, en vie, 250 kilog. rend de 87 à 88 pour cent.
     Pesant de 220 à 250   —   84 à 86   —
     —   190 à 220   —   83 à 84   —
     —   160 à 190   —   81 à 82   —
     —   127 à 160   —   80 à 80   —
     —   95 à 127   —   78 à 79   —
Au-dessous de 95   —   75 à 77   —

FIN.

8.

EXTRAIT

DU

CATALOGUE DE LA LIBRAIRIE A^{TE} GOIN

Quai des Grands-Augustins, 41.

AVIS IMPORTANT. — Le Libraire se charge de fournir tous les ouvrages qui lui seront demandés, neufs ou d'occasion. — *Le Catalogue complet de la Librairie sera envoyé, franco, à toutes les personnes qui en feront la demande par lettres affranchies.*

Bibliothèque de l'Agriculteur praticien.

Abeilles *(De l'éducation des)*, ou *Apiculture*, par P. Joigneaux. 1 vol. in-18. — 1 25

Abeilles. Leur éducation, par A. Espanet. In-18. — 40 c.

Abeilles *(Guide de l'éleveur d')*, par de Frarière. In-18, fig. 75 c.

Agriculteur praticien *(L')*, *Revue de l'agriculture française et étrangère)*, 6ᵉ année. Prix de l'abonnement. — 6 fr.

Les années 1 à 5, ensemble. — 27 50

Chaque année séparément. — 6 fr.

Agriculture populaire, par Jacques Bujault, cultivateur à Chaloue (Deux-Sèvres), précédée d'une introduction par Jules Rieffel, directeur de Grand-Jouan. 1 beau vol. in-8 orné de 38 pl. — 6 fr.

Agriculture. Quelques observations pratiques, par Bodin. In-18. 15 c.

Alcoolisation générale *(Traité complet d')*. Guide du fabricant d'alcools, etc., etc., par N. Basset. 1 vol. in-18, 2ᵉ édit. — 6 »

Almanach de l'Agriculteur praticien pour 1859. 1 vol. 3ᵉ année. in-18 avec de nombreuses fig. — 50 c.

Les années 1857 et 1858, chaque. — 50 c.

Amendements et Prairies. Extrait des œuvres de J. Bujault. In-18. 60 c.

Animaux *(Recherches expérimentales sur l'alimentation et la respiration des)*, par J. Alibert. In-8. — 1 50

Bétail en ferme *(Du)*, extrait des œuvres de J. Bujault. In-18. 60 c.

Betterave *(Traité pratique de la culture et de l'alcoolisation de la)*, par N. Basset. 1 vol. in-18, 2ᵉ éd. — 2 fr.

Chaux, Marne et Calcaires coquilliers. Leur emploi pour l'amendement du sol, par Isidore Pierre. In-18. 2ᵉ édition. — 50 c.

Cubage des bois en grume et équarris *(Tarif de poche* ou *Traité portatif du)*, s'appliquant aux divers systèmes en usage; *vade-mecum* des agents forestiers, etc., par Hurtault-Bance, ancien marchand de bois. Petit in-18. — 80 c.

Culture *(De la Petite)*, en faveur des petits propriétaires, ou moyens faciles d'augmenter le rendement des terres de labour et de jardin, par A. Espanet. 1 vol. in-18. — 1 fr.

Dindons et Pintades *(Guide de l'éleveur de)*, par Mariot-Didieux. 1 vol. in-18. — 75 c.

Drainage. L'art de tracer et d'établir les drains, par Grandvoinnet. 1 vol. in-18 avec 160 figures. — 3 fr.

Drainage. Résumé d'un cours pour les cultivateurs, par Hernoux, ingénieur. In-18, fig.   1 fr.

Fourrages (*Recherches sur la valeur nutritive des*), par Isidore Pierre. 1 vol. in-18, 2e édit.   2 fr.

Fumiers couverts (*Les*), ou Méthode pour traiter les engrais de ferme, par le baron E. Peers. In-18 avec 1 pl.   60 c.

Fumier de ferme (*Le*) élevé à sa plus haute puissance de fertilisation et n'étant plus insalubre, par Quenard. In-18, 2e édit.   1 25

Irrigation (*Manuel d'*), par Deby. In-18 avec 100 fig.   1 50

Irrigations (*Petit Traité des*), par James Donald, traduit par A. de Franière. In-18 avec fig.   50 c.

Laiterie (*La*), suivie de la fabrication des fromages, par A. de Thier. 1 vol. in-18 avec figures.   75 c.

Lapin domestique (*Traité pratique de l'éducation du*), par le F. Alexis Espanet, 3e édit. 1 vol. in-18.   1 fr.

Maïs (*Du*), de sa culture et des divers emplois dont il est susceptible, par Keene et A. de Thier. In-18.   30 c.

Maïs (*Alcoolisation des tiges du*) et du **Sorgho sucré**. Alcool. — Cidre. — Bière. — Vins artificiels, par Duret, chimiste. In-18.   75 c.

Moutons (*Guide de l'éleveur et de l'engraisseur de*), par J.-J. Legendre, propriétaire-cultivateur. 1 vol. in-18.   1 fr.

Pigeons de colombier et de volière (*Guide de l'éleveur de*), par Mariot-Didieux. In-18.   75 c.

Pigeons (*De l'éducation des*), **Oiseaux** de luxe, de volière et de cage, par A. Espanet. 1 vol. in-18.   1 fr.

Pisciculteur (*Guide du*), par J. Remy et le Dr Haxo. In-18, grav. 1 50

Porcs (*Du traitement des*) aux différentes époques de l'année. Extrait des meilleurs ouvrages anglais, par J. A. G. 1 vol. in-18 avec 32 figures dans le texte.   1 25

Porcheries (*De l'établissement des*), dispositions diverses, construction, par J. Grandvoinnet, 1 vol. in-18 avec 95 fig. dans le texte. 2 50

Poules (*De l'éducation des*), **Dindes**, **Oies** et **Canards**, par le F. Alexis Espanet. 1 vol. in-18.   1 fr.

Poules et Poulets (*Guide de l'éleveur de*), par J. Allibert, professeur de zootechnie à Grignon. 1 vol. in-18.   75 c.

Races bovines (*De l'amélioration des*) en France, et particulièrement dans les départements de l'Est, par Saint-Ferjeux. 2e édit.   1 fr.

Récoltes dérobées (*Des*), comme fourrages et engrais verts en général, et de la culture de la *Moutarde blanche* en particulier, trad. de l'anglais et annoté par J. A. G. 1 vol. in-18 avec fig.   75 c.

Semailles en ligne (*Des*) et des **Semoirs mécaniques**, par F. Georges. In-8. (Extrait de l'*Agriculteur praticien*.)   50 c.

Sorgho (*Composition chimique et extraction du sucre de la canne de*) par Paul Madinier. In-18.   1 25

Sorgho à sucre (*Guide du distillateur du*), par F. Bourdais. In-18. 1 fr.

Sorgho a sucre (*Le*). Culture, récolte, emploi de la graine, extraction du jus sucré, distillation, etc., par Paul Madinier. In-8.   60 c.
(Extrait de l'*Agriculteur praticien*.)

Sorgho sucré (*Le*), sa culture comme plante fourragère et comme plante alcoolisable et saccharine, par Louis Hervé. In-8.   60 c.

Stabulation (*De la*) de l'espèce bovine, par le baron Peers. 1 vol. in-18.   1 25

Topinambour (*Du*). Culture, alcoolisation, panification de ce tuberculé, par Delbetz, cultivateur. 1 vol. in-18.   1 25

Végétaux (*De la nutrition des*) considérée dans ses rapports avec les assolements, par le baron de Babo. 1 vol. in-18.   1 fr.

Vers à soie (*Guide de l'éleveur de*), par MM. GUÉRIN-MÉNEVILLE, et Eugène ROBERT. 1 vol. in-18 avec figures. 75 c.

Visite à un véritable agriculteur praticien, par DURAND-SAVOYAT, propriétaire-cultivateur. 1 vol. in-18. 1 25

Bibliothèque de l'Horticulteur praticien.

Almanach du Jardinier-Fleuriste pour 1859, suivi de quelques notes sur le jardin potager, 6e année. 1 vol. in-18 avec fig. dans le texte. 50 c.
Les années 1854, 1855, 1856, 1857 et 1858, chaque 50 c.

Arboriculture (*Manuel pratique d'*), par l'abbé RAOUL. 2e édit. 1 vol. in-18 orné de 11 pl. 2 25

Arbres fruitiers et de la Vigne (*Nouvelle Méthode de taille des*), par PICOT-AMETTE. 3e édit. 1 vol. in-18 orné de nombreuses gravures dans le texte. 2 50

Arbres fruitiers (*Instructions élémentaires sur la taille des*), par LACHAUME. 1 vol. in-18 orné de 20 fig. 75 c.

Asperges (*Instructions pratiques sur la plantation des*), par Bossin, 2e édition. 1 vol. in-18. 75 c.

Camellias (*Traité de la culture des*), par J. DE JONGHE. 2e édit. 1 vol. in-18. 1 fr.

Champignons comestibles et vénéneux (*Traité élémentaire des*), par DUPUIS. 1 vol. in-18 avec 8 pl. col. 1 75

Conifères (*Traité général des*), ou Description de toutes les espèces et variétés connues aujourd'hui; leurs synonymie, procédés de culture et de multiplication, par A. CARRIÈRE. 1 vol. in-8. 10 fr.

Fuchsia (*Histoire et Culture du*), suivies de la description de 540 espèces et variétés, par F. PORCHER. 1 vol. in-18. 3e édit. 2 fr. 25

Horticulteur praticien (*L'*), *Revue de l'Horticulture française et étrangère*, publiée avec le concours des amateurs, des horticulteurs et des présidents de Sociétés d'horticulture de France et de l'étranger, sous la direction de M. N. FUNCK, directeur du Jardin royal d'Horticulture de Bruxelles.

L'*Horticulteur praticien* paraît le 1er de chaque mois, par livraison de 24 pages grand in-8, accompagnée de 2 belles lithographies color.

Prix de l'abonnement pour l'année : 9 fr.

Les abonnements à la 3e année ont commencé le 1er janvier 1859.
L'année 1858, prix broché. 9 fr.

Jardin Fleuriste (*Le*), ou *Instructions* simples et précises à l'usage des amateurs et des horticulteurs, pour la culture des plantes d'ornement, annuelles ou vivaces, oignons à fleurs, etc., par Charles LEMAIRE. 1 vol. in-18 avec figures. 3 50

Jardinier multiplicateur (*Guide pratique du*), ou *Art de propager les végétaux* par semis, boutures, greffes, etc., par CARRIÈRE. In-18. 3 50

Jardinier potager. (*Almanachs de 1854 et 1855.*) Ces deux almanachs forment un cours complet de culture potagère. 1 fr.

Melons (*Culture des*). Méthode simple et précise pour obtenir les melons d'une grosseur extraordinaire, etc., par DUFOUR DE VILLEROSE. 1 vol. in-18 avec 5 grav. pour l'explication des tailles. 75 c.

Pêcher en espalier (*Instructions pratiques sur la culture du*), par LASNIER, horticulteur. In-18. 50 c.

Reine-Marguerite (*Culture de la*), par MALINGRE. In-18. 30 c.

Rosier (*Culture du*), par Hippolyte JAMAIN, horticulteur. 1 vol. in-18 avec fig. dans le texte. (*Sous presse.*)

24 NUMÉROS PAR AN POUR 6 FR.

L'AGRICULTEUR PRATICIEN

REVUE DE

L'AGRICULTURE FRANÇAISE ET ÉTRANGÈRE

Culture des terres et des forêts, — Assainissement, — Irrigations, — Engrais et amendements, — Arts agricoles, — Économie et médecine rurales, — Actes officiels, — Faits divers, — Sciences appliquées, — Revue commerciale;

Publié avec la collaboration
des Agriculteurs et Agronomes les plus distingués de la France
et de l'étranger.

NOUVELLE SÉRIE. — 6ᵉ ANNÉE.

L'*Agriculteur praticien* paraît le 10 et le 25 de chaque mois, par livraisons de 24 pages ornées de gravures dans le texte. Les abonnements datent du 1ᵉʳ octobre de chaque année.

PRIX DE L'ABONNEMENT POUR L'ANNÉE.

Paris et les départements.	6 fr.	» c.
Piémont et Savoie.	6	50
Belgique, Espagne, Portugal, Suisse et Colonies.	7	50

12 LIVRAISONS PAR AN, AVEC 24 PLANCHES COLORIÉES, POUR 9 FR.

L'HORTICULTEUR PRATICIEN

REVUE DE

L'HORTICULTURE FRANÇAISE ET ÉTRANGÈRE

Publiée avec le concours des Amateurs, des Horticulteurs et des
Présidents de Sociétés d'horticulture de France et de l'étranger,

Sous la direction

DE M. N. FUNCK

Sous-Directeur du Jardin royal d'Horticulture de Bruxelles.

2ᵉ ANNÉE.

L'*Horticulteur praticien* paraît le 1ᵉʳ de chaque mois, par livraisons de 24 pages de texte accompagnées de deux planches coloriées. — Les abonnements datent du 1ᵉʳ janvier de chaque année.

MODE D'ABONNEMENT A CES DEUX JOURNAUX.

1º Envoyer sans affranchir un bon de poste ou un mandat à vue, sur Paris et sur papier timbré, à l'ordre de M. Aʰ Goin, éditeur, quai des Grands-Augustins, 41;

2º S'adresser à tous les libraires de France et de l'étranger, et aux bureaux des Messageries générales et impériales.

BIBLIOTHÈQUE DE L'AGRICULTEUR PRATICIEN (1).

A. GOIN, éditeur, quai des Grands-Augustins, 41.

	fr.	c.
ABEILLES (*Éleveur d'*), par A. DE FRARIÈRE. In-18, fig.	»	75
ABEILLES (*Éducation des*), par A. ESPANET. In-18.	»	40
ABEILLES (*Éducation des*), par P. JOIGNEAUX. In-18.	1	25
AGRICULTURE, Quelques observations pratiques, par BOBIN. Broch.	»	15
ALCOOLISATION GÉNÉRALE, *Guide du fabricant d'alcools*, par BASSET. 1 vol. in-18, fig. et pl., 2e édition.	6	»
ALMANACH DE L'AGRICULTEUR PRATICIEN pour 1859, 3e année. In-18, fig.	»	50
Les années 1857 et 1858 chaque.	»	50
AMENDEMENTS ET PRAIRIES, extrait de J. BUJAULT. In-18.	»	60
BÉTAIL EN FERME (*Du*), extrait de J. BUJAULT. In-18.	»	60
BETTERAVE (*Culture et alcoolisation de la*), par BASSET. In-18, 2e édit.	2	»
CULTURE (*De la petite*), ou Moyens faciles d'augmenter le rendement des terres de labour et de jardin, par A. ESPANET. 1 vol. in-18.	1	»
DINDONS ET PINTADES (*Éleveur de*), par MARIOT-DIDIEUX. In-18.	»	75
DRAINAGE (*Notes sur le*), par HERNOUX. In-18, 9 pl.	1	»
DRAINAGE. L'art de tracer et d'établir les drains, par GRANDVOINNET. In-18, 150 fig.	3	»
FOURRAGES (*Valeur nutritive des*), par Isidore PIERRE. 2e édit. In-18.	2	»
FUMIERS COUVERTS (*Les*) ou Méthode pour traiter les engrais de ferme, par PEERS. In-18.	»	60
FUMIER DE FERME (*Le*), par QUENARD. In-18, 2e éd.	1	25
GUANO DU PÉROU, composition, falsifications, etc. In-18.	»	50
IRRIGATION (*Manuel d'*), par DEBY. In-18, 100 fig.	1	50
IRRIGATIONS, par J. DONALD, trad. par A. DE FRARIÈRE. In-18, fig.	»	50
LAITERIE (*La*), suivie de la fabrication des fromages, par A. DE THIER. In-18, fig.	»	75
LAPIN DOMESTIQUE (*Éducation du*), par F. Alexis ESPANET. In-18, 3e éd.	1	»
MAIS (*Du*), de sa culture et de ses divers emplois, par KEENE et A. DE THIER.	»	30
MAIS ET SORGHO SUCRÉ (*Alcoolisation des tiges de*). Alcool. — Cidre. — Bière. — Vins artificiels, par DURET. In-18.	»	75
MARNE ET CHAUX. Leur emploi en agriculture, par Isidore PIERRE. In-18.	»	50
MOUTONS (*Éleveur et engraisseur de*), par J.-J. LEGENDRE. In-18.	1	»
PIGEONS de colombier et de volière, par MARIOT-DIDIEUX. In-18.	»	75
PIGEONS. Oiseaux de luxe, de volière et de cage, par A. ESPANET. In-18.	1	»
PISCICULTEUR (*Guide du*), par J. REMY et le docteur HAXO. In-18, grav.	1	50
PORCHERIES (*De l'établissement des*), construction, etc. In-18, 93 gravures.	2	50
PORCS (*Du traitement des*) aux différentes époques de l'année, In-18, 30 grav.	1	25
POULES, DINDES, OIES et CANARDS, par F. Alexis ESPANET. In-18.	1	»
POULES ET POULETS (*Éleveur de*), par J. ALLIBERT. In-18.	»	75
RACES BOVINES (*Amélioration des*) en France, par DE St-FERRIEUX. In-18, 2e éd.	1	»
RÉCOLTES DÉROBÉES (*Des*), comme fourrages et engrais verts en général, et de la culture de la MOUTARDE BLANCHE en particulier, traduit de l'anglais et annoté par J.-A. G. In-18, fig.	»	75
SEMAILLES EN LIGNE (*Des*) et des semoirs mécaniques, par F. GEORGES. In-18.	»	50
SORGHO A SUCRE. Culture, etc., par MAGNIER. In-8.	»	60
SORGHO A SUCRE (*Guide du distillateur du*), par F. BOURBAIS. In-18.	1	»
SORGHO SUCRÉ, comme plante fourragère, etc., par HERVÉ.	»	60
STABULATION de l'espèce bovine, par PEERS. In-18.	1	25
TOPINAMBOUR. Culture, alcoolisation, panification de ce tubercule, par DELEETZ.	1	25
VÉGÉTAUX (*Nutrition des*) dans ses rapports avec les *assolements*, par DE BABO. In-18.	1	»
VERS A SOIE (*Éleveur de*), par MM. GUÉRIN-MÉNEVILLE et E. ROBERT. In-18, fig.	»	75
VISITE à un véritable agriculteur praticien, par DURAND-SAVOYAT. In-18.	1	25

(1) *L'Agriculteur praticien*, revue de l'Agriculture française et étrangère : 24 numéros par an, avec figures dans le texte. — Prix 6 fr.